対人援助職のための**初期介入**《インタベンション》入門

INTERVENTION

依存症者を治療につなげる

TSUKASA MIZUSAWA
水澤 都加佐

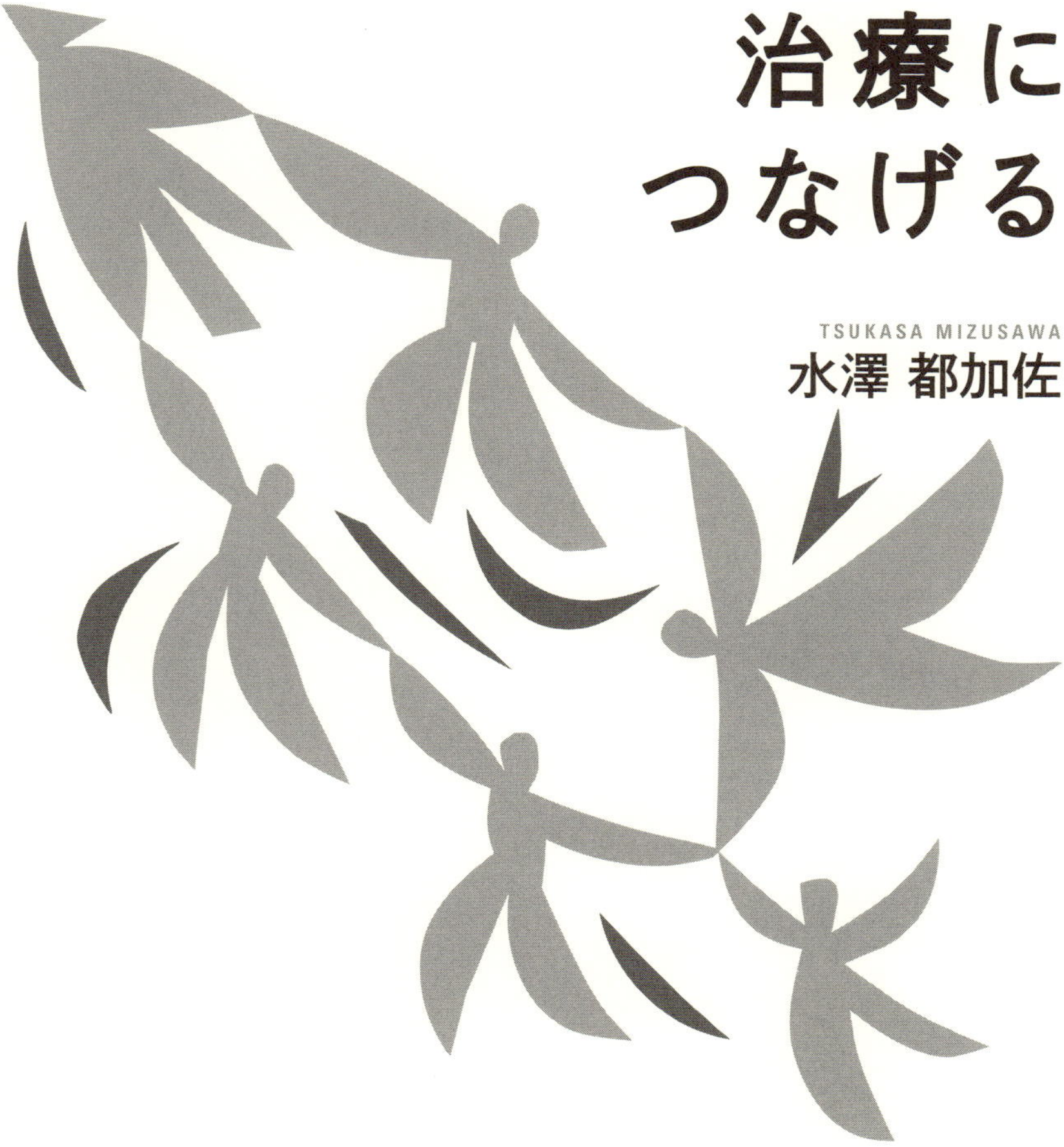

大月書店

はじめに〜なぜ、依存症者に介入が必要か

対人援助職に就かれている方は、日々、依存症者への対応のなかで、治療につなげることに大変苦労をされているのではないでしょうか。

なぜ、受診や治療をしてもらうのにそんな苦労がいるのか、それには理由があります。

たとえば、歯が痛ければ歯医者さんへ行きます。歯医者さんがきらいで、痛み止めでやり過ごしていても、そのうちさらに痛くなればやはり歯医者へ行かなくてはならなくなる。他の病気でも同じことです。最初は受診や診察をためらったとしても、家族に勧められたり、「このままほうっておいたら大変なことになる」と判断をして、病院へ行きます。

ところが、いわゆる依存症という病気はちがいます。依存症には、アルコール依存症、薬物依存症、ギャンブル依存症、恋愛依存症、買い物依存症などいろいろありますが、どの依存症の人たちも、周囲の勧めで受診するという例はほとんどありません。保健所やクリニック、病院に相談に来るのは本人ではなく、ほとんどが家族です。

なぜ本人は来ないのでしょう。本人だって、依存症になって困ってないわけではないのです。けれど、アルコール依存症を例にすれば、お酒を飲んでいるかぎりは、いやな思いをマヒさせることができます。薬物やギャンブルもそうです。困ったと思えば、また手をだし、それをくり返すことで、気

持ちをマヒさせたり、まぎらわせたりしています。ですから「病院へ行ったら?」と勧めると、「ほうっておいてくれ。病気なんかじゃない」などとはねつけます。

音を上げるのは家族です。もし夫がひどい飲酒をくり返していれば、妻は「いいかげん、お酒を飲むのはやめて」と嘆き、子どもたちも「酔っぱらったお父さんはきらい!」と背を向けます。そこで妻が困って相談に行き、相談を受けた専門家が本人に会って治療をすすめます。

「一度、専門病院の診察を受けたらいかがでしょうか」

「大きなお世話だ。あなたのお金で飲んでいるわけじゃない。酒を飲んでなにが悪いんだ。それに飲んで死のうが、人間はどうせ死ぬのだから同じことじゃないか。ほうっておいてくれ!」

こんなやりとりを重ねているうちに、専門家も、「もう、この人には何を話してもダメだ。本人が行きづまって、自分から『助けてくれ』と言うまで待つしかない」とあきらめてしまうわけです。

このことを私たちは、「底つき体験(本人が底をつく体験)」を待つ、と呼んでいます。底つき体験とは、本人がどん底まで落ちてどうにもならなくなった状態、ということです。底つき体験まで行くということは、身体的にも相当つらい状態になっていて、下手すると手遅れになります。病気が最終段階まできているので、治療もとても困難になります。

それを知っている心ある援助者は、依存症者をなるべく早く治療につなげようと努めます。けれど、先ほど述べたように依存症者の抵抗は強固で、なかなか太刀打ちできません。しかし仕事ですから関わらないわけにはいかず、それを何年も続けているうちに、ある援助者は燃えつき(バーンアウト)

て仕事ができなくなったり、またある援助者は「依存症者だけには会いたくない」と仕事を辞めたくなったり、気持ちが落ちこんだりして、うつになったりもします。この援助者とは、主に保健師や看護師、ソーシャルワーカー、医師といった人たちです。

そこで、依存症者をなるべく早い段階で治療につなげるための技法が必要になります。

私は長年、援助職の方たちの相談を受けてきて、この技法について本にまとめることにしました。

この技法は、「初期介入（インタベンション＝intervention）」と呼ばれています。

私は、初期介入《インタベンション》の講座を二〇年近く行ってきましたが、この講座を必要としている方たちは多数います。講座に参加されるのは主に多様な援助職の方々で、医療、保健分野のスタッフ、学校の先生、ソーシャルワーカー、相談員、カウンセラー、司法、介護などの現場におられる方です。ご家族の方たちもいらっしゃいます。ある精神保健福祉センターでは、県の保健所の保健師全員に三年かけて受講させました。

初期介入《インタベンション》の技法は、医療、看護、保健、福祉、警察、消防、介護など、きわめて幅広い分野で活動されている方たちに役に立ちます。また、この技法は体系化して学ぶことができるのですが、技法をまとめた本は今まで日本にありませんでした。

ぜひ、本書を援助職に就いていている方々やご家族に、広く役立てていただきたいと願っております。

もくじ

第二章　初期介入《インタベンション》の実際

第三章　とくに困難な例・家族の共依存・援助者のセルフケア

第一章　依存症の理解と初期介入《インタベンション》の必要性

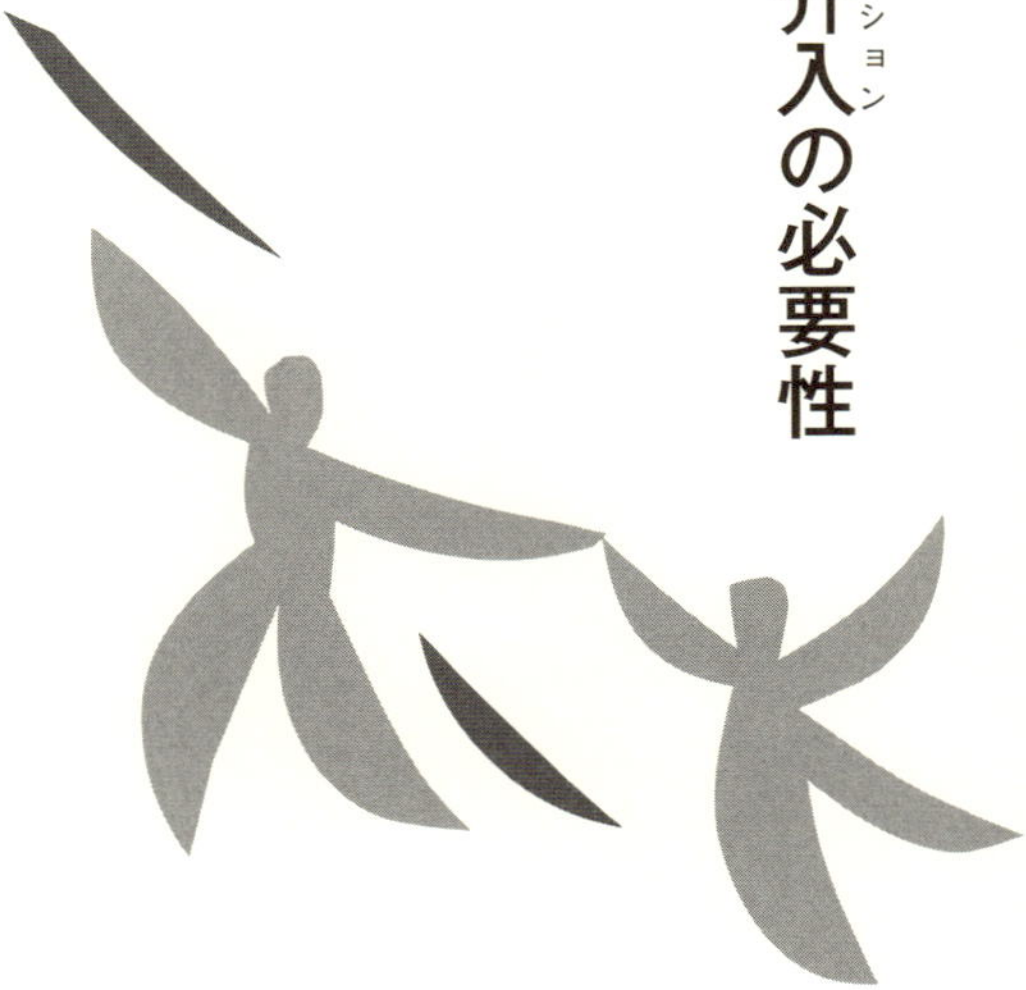

疲れきってしまう周囲の人たち

……いったい何度、お酒をやめさせようとして説得をくり返してきたことでしょう。

そのたびに返ってくるのは、「今度こそやめるよ」「これからは減らすから」という実行されない言葉。あるいは「ほっといてくれ」「大きなお世話だ」「やめる必要はない」という、つきはなした言葉。

また、あるときはひどく怒りだして手をつけられなくなり、あるときはこちらの機嫌をとるように下手にでたり……。

もう、私にはなにもできることはありません。

こんなふうに嘆く人たちのいかに多いことか。この人たちは皆、依存症者の周囲にいます。周囲にいる人たちで、依存症者に困って保健所などに相談に行くのは、まず家族です。

「うちの夫が朝から飲んでいて、仕事にも行かずに困っています。アルコール依存症でしょうか」

「おそらくそうでしょう。早めに専門医に診察してもらったほうがいいですよ」

「でも、何度言っても行かないんです。このごろは診察を勧めると怒ります。あるいは黙ってしまいます。家から出ていってしまうこともあります。そしてまた飲んで帰ってくるので話ができません」

「職場に健康管理室や相談室はありませんか？　そこに相談に行ったらいかがでしょう」

「会社に知られたら、仕事のマイナス評価になります。リストラになったらこまるし、とても会社には行けません。ここでなんとかしてもらえませんか」

こうして、相談を受けた援助者がなんらかの関わりをするのですが、本人の壁は厚く、治療につなげることはなかなか困難です。何度かやって手がでないとなれば、もっとひどくなるまでほうっておく→底付き体験を待つ、という選択に行きつくことが多くなります。そうなると、症状は悪化し、いざ治療につながっても、治療は非常にむずかしくなります。

実際に病院で仕事をしていると、入院する患者さんの多くは再入院、再々入院が多く、仕事、家族、財産など、多くのものを失ってから治療の場にやってきます。将来に対する夢や希望も少なく、夜、多くのスタッフが帰宅したあと、患者同士の話を聞いていると、「退院したらまた飲酒をする」という声が聞かれます。

この例でもわかるように、家族から相談を受けた援助者は、家族に続いて嘆く人たちとなります。ある保健師さんは、アルコール依存症者の家へ通い、治療を勧めていました。本人は断り続け、治療にはなかなか結びつきません。そのうち酩酊《めいてい》状態がひどくなり、飲んでいるときに車の事故に遭い亡くなってしまいます。保健師さんは自分の無力さを責めて、うつ状態になってしまったのです。

そんなふうに無力さを感じて自分を責める援助者に、私はたくさん会ってきました。「私は専門家なのに、まったく役に立たない。なにもできない」と自分を責めているうちに、依存症者に会いたくなくなる。しかし会わなくてはならない。このくり返しでうつ状態になっていくのです。

さて、援助職に就く人たちがこんなふうに困難を抱えてしまうことには理由があります。

援助者は通常、病気や経済、漠然とした生きにくさまで含めて、なんらかの問題を抱えた人たちの援助をします。問題を抱えた人たちが相談にくると、その人がどういう問題をもっていて、何という病気なのかを明確にするために、診断、あるいは評価（アセスメント…やりとりをして状況を確かめること）をします。そのうえで、この人にはこういう援助がいい、こういう治療がいいという判断をくだして、実際に援助に入るわけです。

つまり、問題を抱えた人たちが目の前に現れたときに、どうしたらいいのかはわかっているのです。

そして、援助者が学校で受ける教育やトレーニングも、問題を抱えた人が援助者の前に現れる、という前提で行われています。言い換えれば、自ら治療や援助を求めようとしない人をどう援助したらいいのかという視点は、完全に見落とされていると言ってもいいでしょう。

けれど、自分が困っていても相談にやってこないという例外があります。それが依存症者です。自分からやってこない人への援助のノウハウは、前述のように、多くの援助者は習っていません。ですから、困り感を外に示さない依存症者への援助の仕方は、援助職に就いている人にもわからないことが多いのです。

だからこそ、援助者は、初期介入《インタベンション》の技術を学ぶ必要があります。それを知らないで依存症者に関わると、多くの場合行きづまってしまいます。そして治療は手遅れになるのです。

もう一つ、多くの援助者が習っていないことがあります。それは、自分をケアする方法です。相手をどう援助するかは習っていても、自分を援助する方法、つまりセルフケアの方法を習ってないことが多いのです。援助職というのは、セルフケアが必須の職業なのです。

本書では、初期介入《インタベンション》の技法とともに、セルフケアの方法についても巻末で紹介します。さらにくわしく学びたい方は、『仕事で燃えつきないために～対人援助職のセルフケア入門』、『悲しみにおしつぶされないために～対人援助職のグリーフケア入門』（大月書店）、『もえつきの処方箋』（アスク・ヒューマン・ケア）も参考になさってください。

依存症者に外から働きかけるにはどうしたらいいか、自分のケアをどうしたらいいか、という二つのことが身についていなければ、援助者が依存症者に関わって燃えつきる（バーンアウト）のは時間の問題と言っても過言ではないでしょう。

必要とされる初期介入《インタベンション》

介入とは、英語の「Intervention」の訳で、何らかの問題に第三者が割って入ることを意味し、一般にも使われています。たとえば「軍事介入」という言葉もあるので、「介入」に強制的なイメージをもつ人もいるでしょう。でもここでお話しする介入は、けっして強制的、強権発動的なものではなく、いわば治療の場へのご招待《インビテーション》なのです。

依存症者に初期介入《インタベンション》を実際に始めたのは、ＡＡ（Alcoholics Anonymous アルコホリクス・アノニマス）のメンバーです。ＡＡは、一九三五年にアメリカではじまった、アルコール依存症者のための回復共同体、いわゆる自助グループです。一人のアルコホーリク（問題飲酒者）が、もう一人のアルコホーリクと互いの飲酒問題について経験をわかちあい、そのときは飲酒をせずにいられたという経験が元になってつくられました。ですから、ＡＡではアルコール依存の回復のために、ミーティングを活用します。ＡＡは、日本各地でもさまざまな場所で行われています。

このＡＡがはじまって数年したところで、「依存症の問題をもつ人が、いつかＡＡにやってくるのを待っていたのでは手遅れになる。私たちのほうから行かなければダメだ」と気づき、ＡＡのメンバーが「メッセージを運ぶ」ことになりました。そこで、アルコール依存症なのに治療を受けていない人たちがいる場所に出かけていったのです。その場所とは、アルコールによる内臓疾患で入院している人たちのいる病院とか、酔ってケガをした人が入院している病院、あるいは酔ってトラブルを起こした人たちのいる刑務所、またはアルコール問題を抱えた人たちのいる施設などです。この活動は、初期介入《インタベンション》と呼べるものでしょう。

では、実際に体系的に初期介入《インタベンション》の方法を提唱した人は誰でしょう。

その当時も、家族や医療の専門家たちには、「本人が底をつかないかぎり、何を言ってもやってもむだ」という考え方が根づいていました。けれども、バーノン・ジョンソン（Vernon Johnson, 1920～1999, アメリカ人）という聖職者は、彼自身がアルコール依存症の回復者で、「依存症者が底をつくのを待っていたのでは手遅れになってしまう」と確信していたのです。そして、初期介入《インタベンション》の方法を体系化して家族や関係者に提供したいと考えました。彼は、初期介入の技法を『Intervention』（未邦訳）という本にまとめました。ここには、今行われている初期介入《インタベンション》の基本的な体系があります。

近頃、「初期介入《インタベンション》」に近い考え方で、「アウトリーチ（Outreach）」という言葉が使われることが多くなりました。阪神淡路大震災や東日本大震災などの、災害の後によく使われます。たとえば、地震によって傾いた家のお年寄りが、「この家から出たくない。ここで生まれ、先祖代々ここで暮らしてきたのだから、私もここで死にたい」と言い張っているとします。本人が家から出ると決意するのを待っていたのでは、家が崩れて死んでしまうかもしれない。そんな場合に「アウトリーチ」します。つまり、外部からはたらきかけ、説得し、安全な場所に移っていただく援助をする。この「アウトリーチ」も初期介入《インタベンション》の一種だと考えていいと思います。

さて、介入にはそんな幅広さもあるのですが、逆に依存症者には、常に初期介入《インタベンション》が必要なのです。

ここでお話しする初期介入《インタベンション》とは、アルコールや薬物等に依存している人に、できるだけ受け入れやすい方法で現実（飲酒や服薬によって実際に何がどうなってしまっているのか）を知らせていく方法です。とくにアルコールに依存している人は、自分が飲酒した結果、どんなことが起こっているのかを正確に認識したり、思い出したりできなくなっています。なぜなら、習慣的に使用しているアルコールや薬物のために、記憶がゆがめられてしまっているからです。自分で正確に思い出せないのなら、誰かから教えてもらう必要があります。

初期介入《インタベンション》は一人でもできますが、できればグループをつくり、多人数で行ったほうが効果的です。一人ひとりが心から心配しているという態度で、具体的な出来事を依存症者に伝えます。初期介入《インタベンション》は良い結果を生むことが多いのですが、それは、その人を心から大切に思っている友だちや家族によって、愛情のこもった態度で、その人の病気や行動についての事実が本人に知らされるからです。けれど、いつも好結果を生む保障があるというわけではありません。適切な技法を学び、計画をたてて行うことで、好結果を生む確率は八〇％以上になるといわれています。

初期介入《インタベンション》はまた、依存症者の生活破綻《はたん》や身体的な破綻を食い止める手助けをします。現実を知らせることにより、全てを失う前にその人をどん底から引き上げるのです。

初期介入《インタベンション》は、依存症者にとって、もっとも人道的で実用的な手助けの方法であると私は信じています。次に、依存症者に初期介入《インタベンション》が必要な理由をまとめました。

依存症者に初期介入《インタベンション》が必要な理由

1、依存症は、放置しておいて自然に治癒《ちゆ》することはなく、むしろ確実に進行する。
2、初期の段階での介入こそが、心身・生活等の破綻《はたん》を最小限に食い止められる。
3、本人の「底つき体験」を待っていては手遅れになる場合が多い。
4、周囲が攻撃的、批判的、感情的に働きかけると、本人は反発し、治療に結びつかない。
5、一般的・常識的な助言や援助では、依存症者には歯がたたない。
6、周囲が時期も方法もまちまち、ばらばらに働きかけると、かえって問題が複雑になってしまう。
7、依存症の進行に伴い、アルコール依存症では脳萎縮《のういしゅく》、肝硬変《かんこうへん》といった深刻で致命的な身体問題や、ウェルニッケ、コルサコフ症候群などのアルコール精神病になる危険がでてくる。
8、依存症の進行に伴い、自殺、失業、離婚、子どもの非行、犯罪、借金といった問題が出てくる。
9、周囲に「効果的なイネイブラー」(45頁参照)が多いため、問題の進行が速い。

知っておきたい依存症の初期症状

ここで、依存症という病気について基本的なことを知っておきましょう。

依存症は、別の言葉で言うと「嗜癖《しへき》」、つまり習慣的な悪癖《あくへき》、やめたくてもやめられない悪い癖《くせ》です。「アディクション」とも呼びますが、ある習慣に「不健康にのめりこんだ、はまった、とらわれた」

状態という意味です。この概念のモデルになっているのは、アルコール・薬物依存症です。

依存症には他にも、パチンコ、競馬、麻雀などの「ギャンブル依存」や、「ショッピング依存」「セックス依存」といった特定の行動への強迫的なのめりこみや、「恋愛依存」など特定な人間関係へののめりこみなどがあります。現在では依存する対象が、ケータイやネット、ネットゲームなどにも広がりつつあります。複数のものに依存したり、依存対象が次々に変わっていく「クロスアディクション」の状態も見られます。

これらの依存に共通するのは、それに没頭することでいやなことを忘れ、気分が大きく変化することです。即効で気分が変化するので、くり返し同じ手段にたよるようになります。そのうちに「より頻繁《ひんぱん》に」「より激しく」なり、エスカレートしていくと自分の心身を傷つけ、周囲の人も巻きこんでいきます。しかし、自分では問題を認めにくく、自分の行動もコントロールできなくなります。

依存症をほうっておくと、行きつく先は人生の破綻《はたん》、崩壊、悪くすれば死です。依存症は自然に治癒するということはありません。進行していき、最終的にはすべてをなくす病なのです。

では、依存症の初期段階とはどんな状態でしょうか。簡単に言えば、その行動に毎日とらわれているということです。そのことなしでは満足感がない、満たされない。だから続けているうちに、他の何にも増してそのことが大事になり、自分の中で依存する行動がナンバーワンになっていきます。すると、日常生活や仕事にしわ寄せが発生します。初期の段階というのは、依存する行動と依存する対象にのめりこむ度合いが、少しずつ大きくなっていくときのことです。

依存症とそうでない人との違いですが、時間つぶしにたまにパチンコに行くとか、同窓会や会合のある時にお酒を飲むことに問題があるわけではありません。依存症の初期であると、アルコールならほとんど毎日飲んでいますし、ギャンブルも毎日に近い状態で通っています。それに費やす時間やお金がどんどん増えていき、その行動をしないことによる満たされない感覚や、さびしさを抱くようになります。周囲もなんだか様子がおかしいな、今までと変わってきているな、と心配して声をかけるようになります。

「このごろ飲みすぎじゃない？　気をつけたほうがいいわよ」と妻に言われて、病気でない夫なら、「そうか？　じゃあ、すこしひかえようかな」と受け答えをできるわけですが、依存症であるとそうはいきません。たとえば妻が、「毎日飲むのは身体に悪いからやめたほうがいいんじゃない？」と言うと、「そんなに飲んでないよ」とか、「うるさい！　よけいなお世話だ」などと答えが返ってきます。

娘が、「お父さん、からだに悪いからお酒をのみすぎないほうがいいよ」と心配しても、「パパのことはパパが自分で考えているんだから、お前は心配しなくていい。それより、宿題やっていないじゃないか」などと、話題を切りかえてしまいます。あるいは妻が注意すると、「お前がガミガミ言うから、おれは飲むんだ」などと、人のせいにしたりもします。こうした「否認」は、あらゆる依存症の中核的な病理です（「否認については20頁でくわしく説明します）。

これは、周囲の不安や心配を受け止めるよりも、その行動をすることのほうが大事になってしまった証拠です。依存症という病気になることで、価値観が変わってしまったのです。

感情も変化します。家族の心配を受け止めると、お酒の問題を認めたり、お酒をやめなければならなくなるので、否認したり、怒りで返したり、恨んでみたりします。本来健康的な感情を抑圧してしまっているのです。自分の問題に向き合う勇気、誠実さとか、謙虚さ、正直さもなくします。人に感謝する気持ちがなくなるので、社交性もなくなり、次第に孤立します。依存症とは孤立をする病とも言えます。さらに進むと、「死んでしまいたい」という希死念慮《きしねんりょ》がでたり、すべてをあきらめたり、悲しみや罪悪感をかかえて生きていくようになります。時には季節感までなくなります。

判断力もなくすので、行動も無計画で投げやりになります。典型的なのが浪費ですが、ウソもつきます。人のあら探しをしたり、攻撃的になるのは、自分を正当化するためです。すると、友だちが去り、お金がなくなり、安心感がなくなり、ふれあいがなくなり、絆もなくなります。さまざまな大切なものとのつながりが切れてしまうのです。

アルコール・薬物依存症の場合は、体に重大な疾患が起きてきます。

依存症が破壊するもの

価値観／何が大切か、という基本的な価値観が壊される。家族や親しい友人の忠告を受け入れられなくなり、家族とのふれあいを避けるようになる。依存対象のほうが家族や親友よりも価値が大きくなる。つまり飲酒やギャンブルなどがその人の人生でナンバーワンになってしまう。

感情／自然な感情が姿を消していく。家族や友人に対して罪悪感を持ったり、依存行動について後悔したりすることがあるが、それを言葉にすることはなく、平気なふりをする。感情を抑圧しているので、次第に感情がマヒしてくる。喜びや悲しみを生き生きと感じられなくなり、悲しみや怒りを依存対象でまぎらしたり、爆発させたりする。

判断力／健康な判断力が働かず、事態の深刻さに気がつかない。「このままではまずい」と感じても、軌道修正が困難になっている。健康診断を受けない、検診結果を家族に隠す、手をつけてはいけない金で飲む、ギャンブルをする、買い物をする、家族にないしょでサラ金に手をつけるなど、状況判断に誤りが生じてくる。

身体／アルコール依存症の場合、高血圧、肝障害や糖尿病、心臓疾患などの重大な身体疾患が起きる。お酒が抜けると手が震えたり、眠れなくなったり、幻聴や幻視もでる。

次ページの表に、「アルコール依存症の進行プロセス」をまとめました。アルコール依存症の場合は、この表の初期段階から中期にかかるなるべく早い時期に、初期介入《インタベンション》を行うのが望ましいのです。

依存症につきものの「否認」とは

事実を「否認する」ということは、日常生活のなかで多くの人にも見られることです。

たとえば試験で思うような結果が出せなかったときに、「体調が悪かったんだ」、「どうも試験範囲

アルコール依存症の進行プロセス

	本人		家族
	日常生活	職場にて	
飲酒学習期	・つきあいで時々飲む	・仕事をきちんとこなしている	・とくに心配していない
依存症初期	・ほとんど毎日飲む ・酒に強くなり、酒量が増加する ・ブラックアウト（記憶の欠落）が起きる ・酒がないとさびしい ・家族の忠告をうるさいと思い無視する	・たまに、二日酔いによる遅刻・欠勤があるが仕事に支障はない ・酒好き・酒豪という評判 ・健診で肝機能障害を指摘される	・体を心配する ・酒を控えるように言う ・飲むなら家で飲むように言う
依存症中期	・かくれて飲む／弁解する／ウソをつく ・軽い離脱症状がはじまる ・酒が原因のケガや病気になる ・コントロールして飲もうとしても失敗する ・自分の酒にやましい気持ちをもつ ・飲まないと本音が言えない ・飲まないという約束を守れない ・金を借りる ・暴言暴力 ・忠告する人を避ける	・あいまいな理由の欠勤が増える ・集中力がなくなり、仕事にムラがでる ・判断ミスがでる ・上司から注意される（だが職場は酒が原因とは思っていない） ・健診で肝機能障害の悪化を指摘される。他に成人病も併発し、健康管理室でマークされる	・意志が弱いと思う ・不信感をもつ ・人間として情けないと思う ・配偶者に対する不満を子どもにぶつける ・職場に欠勤の言い訳の電話をかける ・腹が立つ ・しかたなく尻ぬぐいをする ・離婚を持ちだして脅す ・説教、非難、哀願 ・自分がしっかりしなければと思う ・被害者意識が強くなる
依存症後期	・アルコール性疾患で内科に入退院をくり返す ・休日は朝から飲む ・酒びたりになる ・さまざまな離脱症状がでる ・飲むこと以外考えられない ・意志の力が失われる ・酒に弱くなる ・少量でもブラックアウトが起きる ・どうにもならなくなる ・病死・事故死・自殺	・長期の病欠／仕事中の不在／能率低下 ・仕事中のかくれ飲酒 ・職場に、サラ金から催促の電話がかかる ・職場での評判が急速に悪化 ・上司からたびたび警告をうける ・配置転換／クビ ・けんかして辞職 ・在職死亡	・これで治るのではないかと希望をもっては裏切られる ・経済破綻がはじまる ・夫のことはあきらめ、無視した生活がはじまる ・親戚や職場に対して恥ずかしく思う ・生きる意欲がなくなる ・心身症で精神安定剤を使う ・不眠・イライラ・うつ・心身症 ・いっそ死んでくれたらと思う ・別居・離婚・自殺・心中・殺人

をかんちがいしていたようだ」などと、自分の実力が足りなかったとは言いません。あるいは、隣人に「たしか、娘さんは結婚したのよね?」と聞かれて、「夫が海外出張のあいだ家にもどっているのよ」なんて答えてしまう。実際は別居しているのに。

こんなふうに、認めたくない事実、都合の悪い事実があるとき、否認は自然な防衛反応であり、自己弁護として利用されます。病的なものではありません。

ところが依存症では、「否認」が大きな問題となります。依存症者が治療につながるためには、自分の問題を認めることが大前提になります。けれど、問題を指摘すると、本人はさまざまに否認をします。否認をして抵抗するのです。ですから、周囲の人たちにとっても、援助者にとっても、依存症者の否認の構造を正しく理解することと、否認の壁をとりのぞくことが大きな課題となるのです。

さて、なぜ依存症に否認がつきものかというと、依存症者は現実から逃避するために、無意識に自己弁護の方法として否認を使うのです。それは、依存症の病理の一つといっていいでしょう。あらゆる依存症者に否認が伴います。問題があることを認めると、その問題に向き合わなくてはならなくなるので否認するのです。

依存症者の否認に、周囲の人たちは「ウソだ」と気づきますから、なんとか否認をくつがえそうとして、最初のうちは穏やかに説得しようとします。けれど、話をしても大抵は否認をくつがえせません。すると、感情的・攻撃的・批判的なもの言いに変わっていきます。こうなると逆効果で、依存症者はそれまで以上に否認の壁を厚くし、にっちもさっちもいかなくなります。

なぜ感情的・攻撃的・批判的にものと言うとだめなのでしょうか。たとえば、妻が何を言っても飲酒をやめない夫に頭にきて、「そんなに飲んでいると死んじゃうわよ」、「離婚しましょう」、「出ていってちょうだい」、「もう困っても助けてあげない」と言ったとします。援助者はそれほどストレートには言わなくても、似たような気持ちを抱くでしょう。すると言葉の端々にそれが出ます。

そのことは、依存症者本人に伝わるのです。この人が自分にどういう感情を持っているかというのはわかるのです。要するに、好意を持ってくれていない、何となく敵意を感じている、というふうに。そうなると見捨てられたと思い、もうどうにでもなれと、もっと依存症がすすむのです。

ここで周囲の人に思いだしてほしいのは、依存症が病気だということです。普通、病人を「良い」とか「まちがっている」、「性格が悪いから」などという価値基準で裁いたりしません。

そもそも介入には、関係性の悪循環から抜けだすことも含まれています。

介入する人の態度や心持ちについては、イソップの寓話「北風と太陽」の話を思いだしていただくとよいでしょう。旅人にコートを脱がせるのに、ビュービュー寒い風を吹きつけたのでは、コートの襟をたてて脱ごうとしなくなる。でも、お日さまがぽかぽかと照らすと、旅人は自分でコートを脱ぎます。

身近なものではタマゴです。ヒヨコが生まれる時は、からを中からやぶって、ピヨピヨと出てきます。からをどこかにぶつけてこわさなくても、むりやりひっぱりださなくても、温めていれば自分の力で出てくるのです。

介入というのは、本人を中から出やすくするために、どういうふうにその状況をつくるかの実践なのです。そのときに大きな問題になるのが否認であり、否認にうまく対応できないと関係性が悪くなります。ですから、まず否認の構造を正しく理解しましょう。

否認には、次の7つがあります。

1「**単純な否認**」とは、話題をそらしたり、無視したり、うそをついたり、「そんなことはない！」とつっぱねます。たとえば、パチンコ屋から出てきたのに、「いや、トイレを借りるために入ったんだ」と言いわけしたり、酒くさいのに「いや、飲んでいない」と否定したり、お金を酒やギャンブルにつぎこんですっからかんになっているのに、「自分は浪費していない」と言い張る。これらが単純な否認です。

2「**過小評価**」とは、自分が起こしている問題に気づいてはいるのですが、それほどではないと思いこんでいることです。問題の認識が甘いのです。たとえば、会社ではすでに飲酒問題が知られていて迷惑もかけているのに、本人は「この会社は自分がいないともたない」と思っていたりします。また、妻が「もう耐えられない。離婚したい」と思いつめているのに、自分は愛されていると思いこんでいます。つまり、問題を甘く見て、過小評価しているのです。

3「**合理化**」とは、理由づけのことです。「寒いから飲むんだ」、「つきあいだから飲む」、「ストレスがあるから飲む」、「お前がガミガミ言うから飲むんだ」、「つらいことがあったから飲む」など、あらゆる理由をつけて飲むことを正当化します。つまり、理由をつけて言い訳を合理化するのです。

4「**一般化**」とは、自分の問題を一般論にすりかえることです。「男だったら、酒ぐらい飲まなけりゃ、やっていけない」とか、「酒を飲まないで、営業なんかできるわけがないじゃないか」とか、「上司に誘われたのにつきあわないやつなんていない」など、他の人もいっしょだといって、正当化することです。

5「**攻撃**」とは、自分の不安を怒りに変えることです。依存症の問題を指摘されると、「うるさい！」、「ほうっておいてくれ！」と怒ります。「表へ出ろ！」と、暴力を振るうことをちらつかせたりもします。あからさまに攻撃できないときは、恨みをもつこともあります。

6「**退行**」とは、いわゆる子ども返りです。「だれもおれのことを心配してくれないんだ」とか、「泣けてくるよ」、「金が返せなきゃ、死んじゃえばいいんだ」、「家族に捨てられたら、どこかへ行くからいいさ」などと、なげやりになって、計画性もないことを言ったり、やったりするようになります。感傷にひたって、問題に立ち向かうのを避けているのです。周囲が尻ぬぐいしてくれるのに慣れてしまっている場合に多く表れます。

7「**投影**」とは、かってに思いこむことです。「どうせまわりは、自分のことをどうしようもない人間と思っているんだろう」と、不安の先取りをします。「こんな自分なんか会社で不要と思われている」、「妻は離婚できたらいいと考えているにちがいない」など、勝手に思いこんで行動してしまいます。

7つの否認

1 **単純な否認**／話題をそらしたり、無視したり、「そんなことはない」とつっぱねる。
2 **過小評価**／問題の認識が甘く、実際よりも軽く考えている。
3 **合理化（理由づけ）**／理由をつけて問題を正当化する。つまり自分のまずい行動を合理化する。
4 **一般化**／自分の問題を世間一般の問題にすり替えて正当化する。
5 **攻撃**／自分の不安を相手への怒りにすり替えて、怒りや敵意をぶつける。ぶつけられない時は恨みをもつ。攻撃は、最大の防御なのです。
6 **退行**／いわゆる「子どもがえり」。感傷の世界に閉じこもり、問題に立ち向かうのを避ける。周囲の尻拭いが習慣化していると起こる場合が多い。
7 **投影**／自分の不安を先取りして、相手がそう思っているかのように決めつけて行動する。

あわせて否認の背景を理解する

いったいなぜ、依存症者に否認が起きるのか。否認を理解するためには、その背景を見ておく必要があります。

否認の背景にはまず、依存対象から引き離されることへの恐れがあります。アルコールであれ、薬物であれ、ギャンブルやショッピングであれ、あるいは恋愛であれ、いずれの場合も依存症の初期は、高揚感（ハイな状態）を伴うものです。この高揚感にはまってしまうと、それなしでは自分を保てないと思いこむようになるのです。

しかし、下図のように後期に入ると、普通でいるために飲酒や薬物が必要になります。また離脱症状を抑えるためにも飲酒はかかせなくなります。ですから依存症の人は、依存対象から引き離されることに、自分の世界が崩壊してしまうような恐れを感じています。そのため、いろいろ不都合なことが起きていてもブレーキがかからず、やめることができません。

さらに、アルコールや薬物依存には、身体依存があります。アルコールや薬物が切れると身体が苦しい状態、いわゆる離脱症状が出現することも背景に含まれるでしょう。

ここで、否認の背景について6つの主だったものを見ていきましょう。

1「**認知のゆがみ**」は、現実を正しくとらえる力が弱まっているということです。酒を飲むことやギャンブルの行方ばかりに気をとられてしまう

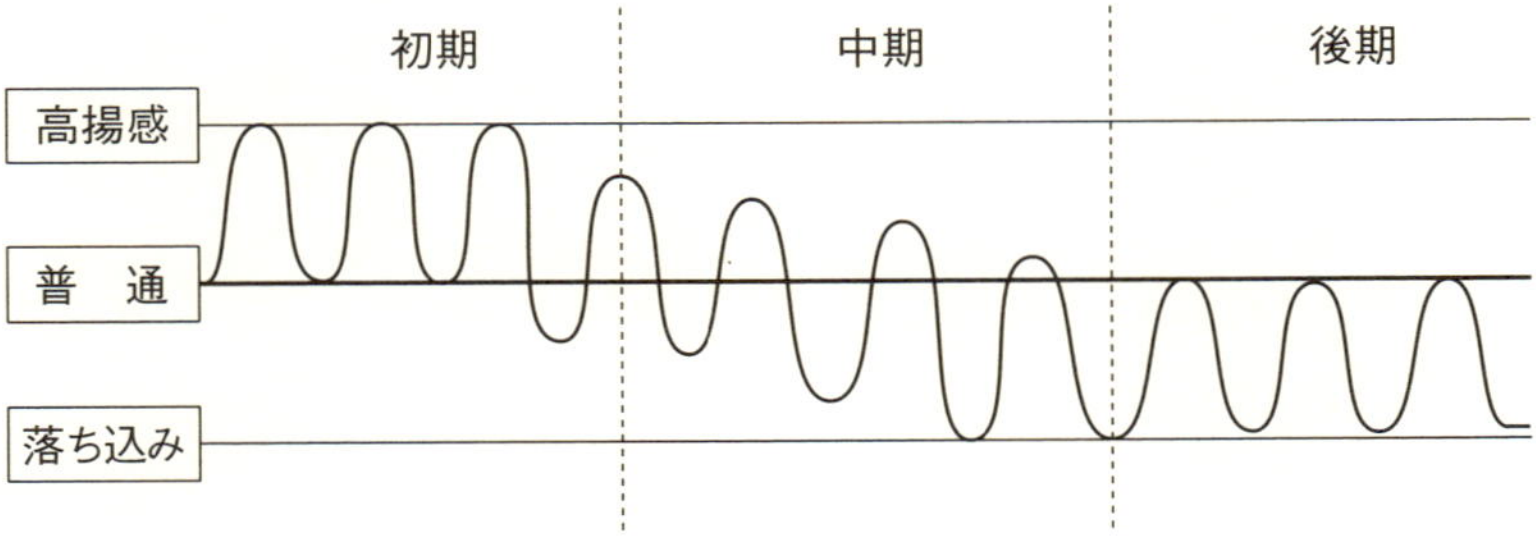

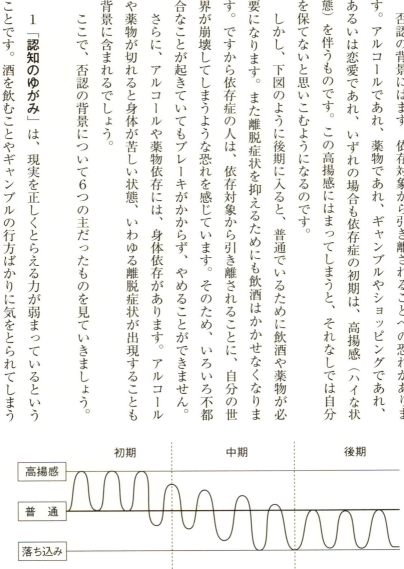

ため、物事の優先順位が逆転し、現状認識がゆがんでいるのです。ですから現状を正しく指摘されても否認します。

2「**ブラックアウト**」（記憶の欠落）は、少量の飲酒であっても飲酒前後の記憶をなくすことです。たとえばビールを一、二杯、日本酒一、二合しか飲んでいないのに、お酒を飲む前のこと、飲んでいるときのこと、飲んだあとのことの記憶を失ってしまいます。これはアルコール依存症者の大きな特徴だといわれています。記憶がないので、その時のことを指摘されても、本人は否認します。

3「**抑圧**」とは、思い出したくないことを忘れようとしたり、都合のわるいことはなかったことにしようとして、罪悪感、怒り、悲しみなどの感情を抑圧することです。うそをついているのではありません。結果として、自分に都合のいいことばかり覚えているので、都合の悪いことについては否認します。

これは依存症者に共通の特徴です。たとえば、「おれは給料をちゃんと女房に渡している」と言います。たしかに渡しているのです。けれども、渡した後、どんどんお金を引き出しては浪費する。そのことは抑圧して忘れてしまうのです。サラ金に借金があっても、そのことは考えようとはせず、また借りてしまう。返せないくらい借金があっても、抑圧して現実感をなくしてしまうのです。

4「**選択的記憶**」とは、記憶のえりごのみをしているということです。傾向としては、自分がどう行動したのかはよく覚えておらず、どう感じたのかをよく覚えています。たとえば、酔って大声でさわいだので近所迷惑になるからと、妻が布団をかぶせたとしましょう。すると「あいつはオレに暴力をふるった、けしからん」と言い、なぜ妻が暴力にまでおよんだのかは覚えていません。都合のいいことだけを記憶しているのです。

あるいは、酔って物をこわし、店を追いだされ、家まで友人にかかえて送ってもらい、友人が妻にことの次第を話したとします。ところが本人が覚えているのは、「店を追いだされて恥をかいた」「友人が店のことを妻に言いつけた」「妻は自分をほうっておいて、友人といつまでも話している」といった断片的な印象なのです。周囲が見ている現実と、本人の認識の間には大きなギャップがあるので、相手の言うことを否認するのです。

5「**誤解と偏見**」は、周囲が依存症を病気だと思わず、「なまけている」、「意志が弱い」、「だらしない」などと誤解したり、偏見を抱いたりしていることです。ですから本人は「自分は依存症なんかじゃない」、「楽しみでやっているだけだ」、「やめようと思えばいつでもやめられる」と否認することになります。実際、依存症者は行動のコントロール障害に陥っているので、意志の力が働きません。それを人格的な問題だと誤解されるので、自分はだめな人間だと、自分を責める人も多いのです。

6「**恐怖と不安**」とは、やめようとしてもやめられず、自分の力ではどうにもならないので、現在の状況に言いようのない恐怖と不安を抱くことです。それを紛らわせるために、さらにギャンブルや薬物、飲酒にのめりこむサイクルにはまります。この恐怖と不安は怒りに変わることがあります。

7「**強迫的欲求と離脱症状**」とは、アルコール依存症や薬物依存症に見られます。離脱症状は禁断症状ともいいますが、これを抑えるために、また「飲むしかない」「やるしかない」と強迫的な欲求となります。これが悪循環になり、何かしら理由をつけて次の薬物、次のアルコールに手が出て、何だかんだと屁理屈が生まれ、否認へつながります。

否認は、依存症者には誰でも多かれ少なかれ、バランスよく存在しています。ただ、否認の仕方は、その人によってちがいます。

否認をする本人がどんなふうに考えているかというと、「酒が問題なのは人から言われなくてもわかっているんだ」、「子どもも一人前ではないし、酒をやめるのがいいのもわかっている」、「でも酒をやめたらほかにどんな楽しみがあるんだ」というように、自分の状況に不安をもっています。このままではいけない、やめたいけどやめられない、という板ばさみの状況に苦しんでいるのです。

ですから、否認の言葉の裏にある本音をいかに感じとるか、引き出すかが援助のポイントになります。否認の言葉を真に受けると、まきこまれたり、頭にきたりしてしまいます。けれど、当人は心のどこかで苦しみ、助けをもとめているのを忘れないでください。

7つの否認の背景

1 **認知のゆがみ**／酒やギャンブルの行方ばかりに気をとられてしまうため、物事の優先順位がつかず、現状認識がゆがむ。

2 **ブラックアウト**（記憶の欠落）／酩酊による意識喪失による健忘や、ごく少量の飲酒で飲酒前後の記憶を部分的になくすことをくり返す。

3 **抑圧**／暴言や醜態など、恥ずかしい出来事の多くを記憶の外に締めだそうとするシステム。抑圧の心理は都合の悪いことをなかったことにしてしまう。

4 **選択的記憶**／「どう行動したか」は覚えておらず、「どう感じたか」を鮮明に覚えている。現実と本人の認識との間には大きなギャップが生まれる。

5 **誤解と偏見**／依存症についての誤解や偏見は、飲酒に問題のある本人の問題認識を困難にさせ、否認を作りだす。

6 **恐怖と不安**／病気の認識がないために、依存をやめようと試すが失敗をくり返し、絶望と不安を否認しながら依存対象にのめりこむ。

7 **強迫的飲酒欲求と離脱症状**／アルコールや薬物依存の離脱症状（禁断症状）を抑えるために、強迫的にアルコールや薬物を摂取する。そのためになんだかんだと理屈をつけなければならなくなる。

否認への対応

依存症にはこうした否認がつきものですから、否認があってもそれは依存症の大きな病理としての特徴だと思ってください。

ここで、援助者の人たちが、依存症者に一対一で対応しなければならない時について、お話ししておきます。

まず、よくない対応は、否認をなんとかやぶろうと思って説得することです。あるいは感情的にものを言ったり、「これだけ言ってもわからないのか！」とか、「あなた、子どもや奥さんのこと、どう思っているの！」と怒りをぶつけてしまうことです。そうすると本人はますます殻に閉じこもります。それに、依存症者を説得しようとしても、とうてい勝てません。依存症者と一時間話していると、おそらく五九分間は否定的なことしか言わないでしょう。「お酒なんかやめられない」、「ギャンブルなんかやめられない」、「借金を返せなかったら死ねばいい」、「家を出ていくしかない」などなど。取りつく島がないほど、ネガティブなことばかり言うのです。あなたが依存症者と話したことがあるなら、「そう、そう」とうなずいているはずです。

けれど、じっと話を聞いていると、肯定的なことが一言、二言入ってきます。

たとえば、「いや、子どものことを考えるとかわいそうだと思ったこともあるよ。でも結局やめられないんだ。もう子どもは女房にまかすしかないよ」などと……。

援助者はこのときを見逃してはダメです。

「お子さんのことをお考えになっているんですね」などと、きちんと取り上げるのです。

そこで、「そりゃ、あたりまえだ。おれだって親だからね」と答えたらすかさず、

「お子さんのことをかわいそうだと思ったのですね」とくり返すのです。

「そりゃ、やめられなくて迷惑ばかりかけているから、子どもはかわいそうだと思いますよ」

「お子さんがかわいそう……。そう感じたとき、あなたはどうしたいと思いましたか?」

肯定的なことを拾って、それを材料に会話を展開していきます。

だいたいが、「いやぁ、この生活、まずいと思っているんですけど、ね」と、一瞬肯定的なことを言っても、「だけど、もう何回挑戦したってやめられないんで、おれはもうダメですよ」と、すぐまた否定的な発言に戻っていきます。援助者は、戻ったところに焦点をあてて会話をしてはダメなのです。肯定的な発言を逃さず、意識的に拾って、それを拡大・発展させていくやりとりがとても大事です。

このことは家庭でも同じでしょう?　たとえば子どもが、数学があまり得意でないとします。

「何で数学こんなにできないの?　こんな点数取ってよく家に帰ってこられるわね」と親が言えば、子どもも黙ってしまいます。それよりも、まずはいいところをほめるのが得策です。

「英語はよくできたわね。なのに数学はあんまりよくないじゃない。どうしてかしらね?」

というように、ほめてから、質問をしていくのです。

「お酒を飲んでいるときも、お子さんのこと心配していらっしゃるのですね。すばらしいお父さんですね」

と、まず評価します。すると、肯定的な言葉がきっと出てくるでしょう。

「お子さんとはどんな話をするんですか?」

じょうずな質問をして、答えを本人に出させていくこともとても大事です。

けれど援助者が陥りやすい罠《わな》というのは、あらかじめ専門家としてもっている「治療をしなければ助からない。このままだと身体がめちゃくちゃになる。家庭崩壊になる。もう、先は見えている」という考えを、どうしても口に出したくなるということです。けれどそれを言うと、「ほうっておいてください。大きなお世話です」となるのです。

次に、否定的な発言に焦点を当てて、なんとか説得しようとするやり方と、肯定的な発言にのみ焦点をあてて、本人の前向きな姿勢を引き出す面接技法の例を載せておきます。

面接技法~否定的な発言に焦点を当て、なんとか説得しようとする試みから、肯定的な発言にだけ焦点を当て、治療への意欲を引き出す方法へ

一郎は四五歳、中規模の印刷会社に課長として勤務し、長年飲酒問題を抱えている。あるとき、職場の健康管理室で保健師との面接が行われ、以下のような会話が行われた。

保健師「今回の検診結果を見ると、肝機能障害が明らかです。血圧もかなり高いし、このままでは、大変なことになりますよ」
一　郎「気をつけるようにします」
保健師「何に気をつけるつもりですか」
一　郎「食事や睡眠、休暇をとったりするつもりでいます」
保健師「もちろん、そうしたことも大切ですが、あなたの場合、お酒の飲みすぎですよ。毎日どれくらい飲んでいますか？」
一　郎「日本酒を二合程度でしょうかね」
保健師「そうですか？　このデータを見るかぎり一日二合ということはないでしょう。もっと飲んでいるのではないですか？」
一　郎「そんなことないですよ。それは、たまにはもっと飲む日もありますがね。まるで私が罪人のような言い方はしないでくださいよ」
保健師「別に責めているわけではありませんが、お子さんもまだ中学生でしょう。今お酒をやめないと、とんでもないことになってしまうから言っているんですよ。飲んだら飲んだと、正直に言っていただかないと、私としてもどう指導したらいいのかわからないで困るんです」
一　郎「家族のことは、家内とも話し合っているんで大丈夫です。子どものことだって考えていますよ。自分の子どもですから。話はそれだけですか?」

保健師「ちょっと待ってください。自分が飲みたいから飲んでいる。そして健康診断では飲酒量を少なめに申告する。それでは解決しませんよ。あなたは部下を何人も抱えている管理職なのですから、責任感を持って自分の健康問題に取り組んでください」

一　郎「いっさい酒をやめろって言うんですか? 営業をやっていたら飲まないでは仕事にならないんですよ。まあ、減らしたほうがいいという話はわかりますが、そんなに飲んでいないしね」

保健師「営業職だからといって飲まなければならないわけじゃないでしょう? 営業部員に飲めない人もいますよね」

一　郎「ほかの営業部員のことは関係ないでしょう。私のことを話しているんですから。要するに健康診断の結果が悪かったから、酒を減らすかやめなさい、ということなんですね」

保健師「まあ、簡単に言えばそういうことです」

一　郎「話はわかりましたので、もう帰っていいですね」

保健師「どうぞ」

本人の否定的な話に焦点を当て、それを何とか肯定的な考え方に変えようと説得しているのが明らかですね。こうした会話で成功することは極めてまれなことです。それよりも、せっかく本人が肯定的な発言をしているのですから、そこに焦点を当て、会話をすすめるほうが問題を明確にすることが可能ですし、本人の態度も和らぎます。以下がそういう会話の例です。

保健師「今回の検診結果を見ると、肝機能障害が明らかです。血圧もかなり高いし、このままでは、大変なことになりますよ」

一　郎「気をつけるようにします」

保健師「何に気をつけるつもりですか」

一　郎「食事や睡眠、休暇をとったりするつもりでいます」

保健師「食事や睡眠に気をつけるのはいいことですね。休暇をおとりになるのも、疲れを癒すにはとてもいいことですよ。普段のお食事は、どんなふうですか」

一　郎「家内も心配してくれて、食事に気を配ってくれているんですが、何しろ夕食は外食がほとんどですからね。どうしても偏《かたよ》ってしまうんですよ」

保健師「たまには脂肪の多い食事もよろしいでしょうけど、そればかりですとたしかに偏りますね」

一　郎「そうなんですよ、妻によく怒られるんです。私がどんなに工夫しても、あなたが何も考えずに外で食事をしているんでは張り合いがないって」

保健師「外食のときには、メニューをちょっと考えられたらよろしいですね。休暇ですが、あまりおとりになっておられないようですね」

一　郎「管理職なもので、自分があまり休むわけにもいかず、つらいところですね」

保健師「とてもよくわかります。でも体は正直ですから、相当音《ね》を上げていますよ。食事に気をくばってくださる奥様には、健康診断の結果は伝えられましたか」

一　郎「いいえ、こんなの見せたらなんといわれるやら。隠してますよ」

保健師「奥様に心配をかけたくないのですね」

一　郎「ええ、妻に話せば子どもの耳にも入るので。とくに子どもには心配かけたくないのでね」

保健師「体重も少し増えられたようですし、お酒はけっこうカロリーも高いですからね」

一　郎「やはり酒の量を減らさないとまずいとは思っています。総務課のY課長は、脂肪肝とかで酒をいっさい飲んではいけないと言われたと聞きましたから」

保健師「ご自分でお酒を減らす努力をなさってみたらいかがでしょう」

一　郎「飲むのは好きなもので、なかなかやめられないですね」

保健師「でも、ご自分で減らそうとお考えになるのは、ご家庭やご自分の体を大切にしたいというお気持ちがあるということだと思いますよ。それはすばらしいことですね」

一　郎「そういっていただくとうれしいですね。まあ、やれるだけやってみます。それでうまく節酒ができないようなら、また相談にのってもらえますか」

保健師「もちろん、喜んで相談にのりますよ。その時には、産業医の先生にも力を借りることも考えましょう」

一　郎「今日はありがとうございました」

こうした肯定的な考えや気持ちに焦点を当てた面接のほうが、はるかに建設的な結果を導きだせます。一度でうまくいかなくても、信頼関係をつくれれば、次の相談につながっていくでしょう。

もう一例、否定的な発言に焦点を当て、何とか説得しようとするやり方から、肯定的な発言にのみ焦点を当てて本人の前向きな姿勢を引き出す会話例を紹介します。これはパチンコ依存の場合です。

否定的な発言に焦点を当てると

雅　夫「パチンコ？　やめる気なんてまったくないよ。借金？　さあ、どのくらいあるかな。どうせ返せないから踏み倒すしかないな。家族？　子どもは妻が引き取って育ててくれたらいいんだ。オレみたいなぐうたらじゃあ、子育てに責任なんてとれっこないからね」

相談員「奥さん、パートだし、子どもさん三人いるんでしょ？　どうやって一人で育てろって言うの。あなたも大人なんだから、少しは子どものことに責任を感じなくちゃダメじゃない」

雅　夫「そんなことあんたに言われなくたってわかっているよ。だけど、オレはパチンコやめられないし、借金も返せないし、おやじとして失格なんだよ。亭主としてもダメ亭主だしね」

相談員「本当にこまったわね。もう少しちゃんと家族のことを考えないとね」

雅　夫「言いたいことはわかっているよ。オレはだめな人間だっていうんだろ。もうほっといてくれ」

相談員「ほうっておけないからこうして話をしているんでしょ。パチンコ屋通いをやめなくちゃね」

雅　夫「何度やめようと思っても、気がつくとパチンコ屋にいるんだよ。オレって本当に意志が弱いんだな。自分でも情けないくらいだよ。子どもには申しわけないって思っているんだ。でもダメだな。やめられないよ、話していても時間がむだだよ」

相談員「そうはいかないわ！　奥さんや子どもたちのことを考えて、どうにかしなくちゃ」

雅　夫「オレはダメな人間だってことだろ？　ほんと、ダメなんだ、そうなんだよ」

相談員「もう、あんたって人はダメ、ダメっていつもそうなんだから。勝手にしなさい。後で困って助けてくれって言ったって、もう知らないからね」

否定的な発言を、何とか説得して肯定的な考え方に変えようとする試みは、このように残念な結果になることが多いものです。では、否定的な発言を取り上げず、本人の肯定的な発言だけを拾って会話をするとどうなるでしょう。途中からやり直してみましょう。

雅　夫「何度やめようと思っても、気がつくとパチンコ屋にいるんだよ。オレって本当に意志が弱いんだな。自分でも情けないくらいだよ。子どもには申しわけないって思っているんだ。でもダメだな。やめられないよ、話していても時間がむだだよ」

相談員「奥さんや子どもさんのことを考えているのね」

雅　夫「当たり前じゃないか。このままでいいなんて、思ってはいないよ。でもオレはパチンコをやめられないダメ人間なんだ」

相談員「奥さんや子どものことを考えると、どんな気持ちになるの？」

雅　夫「イヤー、悪いな、ごめんな、って心の中ではあやまってるよ。だからつらいんだ」

相談員「そうなの、つらいのね、本当は」

雅　夫「だからって、それを子どもや女房に言えば、そんなこと言うならパチンコやめればいいでしょ！　って言われるのがおちだからさ」

相談員「パチンコがやめられなくて本当はつらいのね。お子さんの話、もっと聞かせてくれない？」

雅　夫「上は女で中一、真中が男で小五、一番下が女で小一。かわいいよ。でも子どもの話はつらいな」

相談員「なぜ？」

雅　夫「やっぱり、子どもには申しわけなくて……」

相談員「申しわけないというのはパチンコのこと？」

雅　夫「ああ、子どもも大きくなって、あれがほしいこれがほしいっていうんでね。お金がなくて買えない時、ああ、おれがパチンコさえやっていなければって思うんだ」

相談員「そう。お子さん思いのいいお父さんじゃない」

雅　夫「心の底では、子どもや女房のためならなんでもしてやる、って思っているんだけどね」

相談員「心の底では、パチンコやめて、子どもさんのほしがるものを買ってあげて、奥さんにも苦労をかけたくないって思っているのね」

雅　夫「それが本音だけど、家族には言えないな」
相談員「どうして？」
雅　夫「だって、なんだかんだ言ってもパチンコやめてないからね」
相談員「どうしたら本音を家族に伝えられるのかしら」
雅　夫「やっぱりパチンコやめなくっちゃね」
相談員「それなら、この際、本気でパチンコやめる努力をしてみない？」
雅　夫「やめられるのかなあ」
相談員「パチンコにのめりこんでいたけど、今はすっかりやめたって人に会ったことある？」
雅　夫「いやあ、ないな」
相談員「そういう人たちが集まっている場所があるの。一度いっしょに行ってみない？」
雅　夫「そうだなあ。そんな人たちがいるなら、会いにいってみようかな」

こうして、雅夫さんはギャンブル依存の人たちが集う自助グループにつながりました。

対応のポイントと援助者の役割

否認に対応するときのポイントと、援助者の役割についてまとめておきます。

アルコール、あるいはギャンブルなどをやめたいと思うのにも、やめたくないと思うのにも、人間にはかならず理由があります。これを「動機《どうき》」と呼びます。

また、何らかの変化を起こそうという時には、かならず相反する気持ちを持ちます。たとえば、「お酒をこれ以上飲んではまずいな」という気持ちと、「酒のない人生なんて考えられない」という相反する気持ち（動機）の両方を持っていることを、まず理解してください。そして、大切なことは、前向きで健康な動機のほうに焦点をあてることです。依存症の人はもちろん「やめたくない」という気持ちのほうが強いのですが、「やめなくては」という気持ちもかならずあるということです。そこをとりあげることが大事になります。相手が語る中から健康な動機をとりあげ、発展させていくのが、ここでの大切な援助のポイントなのです。それを「動機付け」と呼びます。

この事例の場合は、ギャンブルをやめたいという気持ちを明確にし、拡大していく方向で話をすすめていきました。本人の「子どものことを考えるとつらいんですよ」という言葉をくり返し、「お子さんのことを考えるとつらい気持ちになるんですね」と確認します。そして、その動機付けを強くするような質問をして、さらに本人の発言を促していきます。

援助者の態度としては、アドバイスを押しつけたり、説得したり、議論したりしないことです。共感を示し、抵抗感をやわらげ、お酒を飲み続けているとどうなってしまうのか、ギャンブルを続けているとどうなってしまうのかという否定的な部分と、やめればどういうメリットがあるかという肯定的な部分を語り、本人自らに確認していってもらうのです。

本人の責任で対応しなければならないことを明らかにしながら、そのためにどんな援助ができるかも伝えましょう。

依存症者の動機付けをうながす面接と援助者の役割

＊援助者はアドバイスを押しつけたり、説得したり、議論したりしない。
＊人間の行動はなんらかの動機に基づいている。
＊何かを変えようとするときには、だれでも相反する価値観を持つ。
＊相手の語りの、健康的な動機に注目する。
＊その動機をくり返し言葉にし、確認をする。
＊その動機を強くしていくような質問をする。
＊共感を示しながら、行動の否定的な部分と肯定的な部分を明らかにし、本人の確認をうながす。
＊本人がどう理解したかをくり返し言葉にし、確認する。
＊本人が行動を変えるときに、どのように援助ができるかを伝える。
＊援助者は、本人が行動を変えるかどうかを決める手助けをする。

イネイブリングについて

ここで、依存症者本人から周囲にいる人たちについて注意を向けてみましょう。初期介入《インタベンション》をする前に押さえておかなければならないことがあります。それは依存症者の周囲の「イネイブラー」の存在です。

依存症のことで相談にくるのは、圧倒的に家族や関係者です。依存症者が相談に来ない理由はお話ししましたが、これにはもうひとつの問題が含まれています。それは、本人が困るべきものを、本人に代わって家族や関係者が困っているという関係です。

配偶者、親、兄弟姉妹、親戚、会社の関係者など、みなさんは依存症者をなんとかしなければと思って、相談に来るまでにいろいろなことをやっています。お説教、叱る、励ます、お金を貸して、返せなければしょうがないとあきらめることもあります。いろいろな関わり方をして、なんとか治ってほしいと思っています。けれど、ちょっと考えてみてください。これらの人のやっていることは、依存症の回復につながるのでしょうか。

本人を助けるつもりで、じつは、かえって依存症であることを助けている場合もあるのです。

これをイネイブリング、これをやる人のことをイネイブラーと呼びます。イネイブル（enable）という英語は、何かをするのを可能にする、という意味です。

・イネイブリング（enabling）／依存症者の何かに依存した行為を可能にする周囲の人の行為
・イネイブラー（enabler）／依存症者の何かに依存した行為を可能にする周囲の人

依存症者がお酒を飲んだり、薬を使ったり、ギャンブルをしていれば、その結末というのは当然、本人が困る結果にしかならないはずです。いい結果になるわけがありません。悪い結果になれば、本人が困ったり、痛みを感じるわけです。

人は痛みによって身体の異常をキャッチします。痛みは異常を知らせてくれる大切なサインです。アルコール依存症はもちろん、ほかの依存症も身体の苦痛を伴います。内臓を悪くしたり、心も痛みます。後悔の痛み、信用を失う痛み、自分が情けないと感じる痛み、家族のつらそうな顔を見る痛み、仕事を失う痛み、借金が返せない痛み、失態に恥じ入る痛み、そして自分が自分でどうにもならない痛み……。

依存症者は、これらの痛みに直面したくないので、さらに酒やギャンブルにのめりこむのです。イネイブラーはというと、こうした依存症者の痛みを緩和したり、とりさってしまいます。イネイブリングとは、依存症者が感じるべき痛みを取り去ってしまう行為と言えます。

もっともイネイブラーになりやすいのは家族です。それは本人を心配する気持ちや、自分がなんとかしなければという責任感、あるいは世間体を守らなければ、という思いがあるからです。よかれと思ってやった行為が裏目にでて、結局はイネイブラーになってしまうのです。

アルコール依存症者の家族の場合、多くは三段階のイネイブリングをしていきます。まず、飲酒をコントロールしようとします。つまり節酒させようとする。外で飲むと心配なので家で飲むようにしむけたり、飲みすぎないように説教したりします。酒を薄めたり、飲んだ量を調べたり、酒をかくしたり、酒をすてたりもします。

次の段階では、飲酒の理由をコントロールしようとします。機嫌をとったり、悩みを聞いてなぐさめたり、他の趣味をもたせようとします。しっかりさせようと結婚をすすめたり、援助して店を出させたりします。

そして三段階目は、飲酒の結果をコントロールします。とうとう後始末に追われるようになるのでます。飲み屋のツケを払う、会社に言いわけをする、迷惑をかけた近所の人に謝る、酔いつぶれた人を介抱する、酔ってこわしたものを片づける、という具合です。

このような家族の必死の努力はどうして報われないのでしょうか。

お酒を捨てたり、隠したりすると、依存症者はもっと上手にお酒を手にいれようと逆に必死になります。非難されれば、傷つき、怒り、それがまた飲む口実になってしまいます。実行しないおどしをくり返せば、どうせ口だけだと、たかをくくって飲み続けます。ほかのことで解決を図ろうとすれば、問題の本質に直面することなく飲み続けられます。家族が脅しに屈すると、脅せば酒やお金が手にはいることを覚え、暴言・暴力がエスカレートします。尻ぬぐいすれば、本人がばつの悪い思いをせずに飲み続けることができます。本人の知らない間に後始末をすれば、反省することなく飲み続けます。

借金の肩代わりをすれば、金銭的に困らずに飲み続けます。

イネイブラーとなった家族は、本人や家庭を支えているつもりが、じつは依存症という病気を支え、進行させてしまう結果を招くのです。

初期介入《インタベンション》にのぞむ場合、まず、このイネイブラーへの対処をしなければなりません。これを、「家族介入」と言います。

しかし、イネイブラーとなっている人たちを非難しないでください。周囲の人たちが抱いている感情も、やってきた行動も、ごくごく当然のことなのです。大変な状況のなかを、精一杯やってきたことをまず評価することです。それから、新しい対応の仕方を少しずつ教え、学び、重荷も少しずつおろしていってもらえばよいのです。

また、こうしたイネイブラーとの面接の際も、前述の依存症本人との面接方法と同じように、否定的な発言に焦点を当てず、肯定的な発言や、依存症者を良い方向に変えることができた発言や行動に焦点を当てることが大切です。

＊イネイブリング／依存症者は『依存行動→悪い結果→痛み』というサイクルを体験することで「自分の依存行動は問題である」と感じるのだが、イネイブリングはこのサイクルを断ち切ってしまうので、依存行動をくり返しても本人は痛みを感じないですんでしまう。
＊イネイブラー／本人に対しイネイブリングする人。愛情や好意がベースとなっていることが多く、

本人を助けようという気持ちが、結果として依存症をすすめてしまう。

イネイブラーを理解して接する

イネイブラーの例をあげてみましょう。

太郎さんは五〇歳、結婚して子どもが二人います。現在、アルコール依存症の初期段階です。

お母さんとは別居していますが、親子は仲がよく、時折たずねます。お母さんはこんなふうに言っています。

「うちの太郎は、以前はそれほど飲んでいなかったのに、花子さんと結婚してから、ひどい酒飲みになってしまったのよ」

息子がアルコール依存症になったのはお嫁さんの責任だ、と言わんばかりです。太郎さんはほっとします。飲酒問題は自分のせいではないと言ってくれるのですから。

お母さんはこんなことも言っています。

「花子さんは、おこづかいを毎月二万円しかくれないの？　会社のつきあいだってあるし、昼食代だってかかるのにねえ。太郎が借金するのもわかるわ」

また、太郎さんはほっとします。おまけにお母さんはこんな行動をとります。

「花子さんに言ってもわからないなら、私が何とかしてあげる。心配しなくていいわよ」

と、貯金をおろして太郎さんの借金の肩代わりをし、おこづかいまで渡しました。

このお母さんは、典型的なイネイブラーです。

こういうイネイブラーによって、依存症者は痛みを感じずにすむので、さらに依存症が進行していきます。けれど本人は「助けられた」とかんちがいをしています。

イネイブリングをやめさせるためには、その行動の結果が何を招くかをイネイブラーが理解する必要があります。たとえば、

「お母さんが太郎さんのかわりにお金を返すと、本人はどう感じるでしょうね。『助かった。もう二度とお金を借りるのはよそう』。そう思うかもしれませんね。では、お金を貸す側はどうでしょう。サラ金業者は、返済の滞っていた百万円をだれかが肩代わりをしてポンと返してくれた。サラ金業者はもう太郎さんにお金を貸さないでしょうか?」

「まぁ、返せば貸してくれるでしょうね」

「サラ金業者にとって太郎さんはわるいお客さんですか、いいお客さんですか?」

「そりゃ、いいお客さんということになるでしょうね」

「あなたが母親として息子さんを助けたいということはよくわかりますし、とても深い愛情をお持ちなのはすばらしいことです」

と、いったん評価しつつも、

「でも、あなたは息子さんを助けるつもりで、実際にはサラ金業者を喜ばせているのではないでし

ょうか？」

「……。だったらどうしたらよかったんですか？　太郎は困っていたんですよ！」

こういった話は一度ではわかってもらえないかもしれません。援助者は大変ですけれども、ある程度の関係ができていれば、家族介入は可能です。イネイブリングを続けるよりも効果的な方法として、初期介入《インタベンション》について説明をし、理解を得るようにしましょう。もし、イネイブリングがやめられないようなら、初期介入《インタベンション》のチーム・メンバーに入れることは考え直すこともできます。

もう一例、アルコール依存症の夫をもつ妻の場合です。

夫がお酒を飲んで失敗したり、暴れたりするので、妻はつらくて、悲しくて、絶望的な気持ちです。けれど、笑顔で生きています。ほんとうは泣きたくてしかたないのに、あるいは夫に対する怒りがあるにもかかわらず、近所の人とも、会社の上司に会っても、子どもたちの前でもいつも笑顔です。

さて、これのどこがイネイブリングなのでしょう。もし、妻が心の中をさらけだしていつも泣いていたら、夫は困りますし、まわりも何かあるなと思い、問題があぶりだされるはずです。けれど妻が感情を抑圧して、なんとか笑顔で生活しているので、本人も安心してお酒を飲めますし、周りも問題に気づきにくくなっています。これもイネイブリングなのです。

ではなぜ、この妻は笑顔でいるのでしょうか。一つは、子どもの頃からそういうふうに育ってきたのでしょう。家の中に問題があればあるほど、自分だけは普通でいようとして、がんばってきた人です。自分がこの家のバランスを保たなくてはと思っている人、あるいは自分まで泣き顔になると家は崩壊してしまうので、最後の砦になろうとがんばってしまうのです。あるいは、世間体もあるでしょうし、自分が泣き顔になると、夫の仕事にマイナスになるのではないか。子どもにとってマイナスになるのではないか、だから私さえがまんすればいい、と思って背負っています。

こういったイネイブラーが相談に来ることも、もちろんあるわけです。

援助者は、相談に来た人の話を聞いて、問題をもっている人のまわりに、どういう人たちがいるかを探り、アセスメント（評価）をします。たとえば、母親、兄弟姉妹、妻、子どもが三人、会社の上司、という重要な関係者は、今までその人の問題に振りまわされて、困って、何とかしようと思っていますが、実は、イネイブリングという誤った関わりをしているかもしれません。

そのことを把握しながら、初期介入《インタベンション》のチームをつくっていくのです。

イネイブラーが家族にいる場合には、その人に別の機会をつくって会い、「イネイブリングとはどういうことなのか」、「依存症というのはどういう病気なのか」、「ほうっておくとどういうふうになってしまうのか」などを説明して、十分に理解してもらいます。

チームづくりの全体の流れの中でも、イネイブリングの問題を取り上げるとよいでしょう。

家族以外のイネイブラー

日本はどちらかというともたれあいの社会です。イネイブラーはどこにでもいます。親戚の集まりでたくさん酒を飲ませる、親戚ぐるみでトラブルの後始末をする、配偶者がいたらないからだと親が見当違いの非難をする、上司・同僚が見て見ぬふりをする、仕事上のミスをかばう、仕事にからめて飲む機会をつくる。友人たちは、いっしょに飲む、おごる、金を貸す、グチに同情して飲む口実をあたえる、尻ぬぐいや後始末をする、など……。

プロの援助者にもこの問題が見られる場合があります。原因の分析だけにとどまる、ほかのことで解決を図ろうとする、世話を焼きすぎる、抱えこむ、アルコール問題を抱えているのに身体の治療だけをして飲む条件を整える、身体の条件だけを見て少しは飲んでいいと言う、などです。とくにプロの援助職によるイネイブリングは、権威があるだけに大きな影響力があります。

さまざまな立場で援助に関わる人たちは、イネイブリングについてきちんと認識していただきたいと思います。そうでないと大きなまちがいをおかします。どんな善意も悪影響をもたらす危険があり、時には生死にかかわるということを覚えておいてください。

イネイブラーであるかどうか、次の「イネイブリング・チェックリスト」を活用してください。チェックがついた項目に焦点をあて、家族介入の際に役立てます。

イネイブリング・チェックリスト

1（　　）その人がいずれ問題をコントロールできるだろうと期待している。
2（　　）その人と衝突を避け、平和な雰囲気を保つようにつとめている。
3（　　）この人に依存症の問題があるはずがないと信じている。
4（　　）怒りや悲しみ・不安などの感情を、その人に伝えずにしまっている。
5（　　）世間体を気にしてその人の問題を隠す。
6（　　）なにか問題があっても、「家族のため」「○○のため」とがまんする。
7（　　）問題はいずれ通りすぎるだろうと、待ち望んでいる。
8（　　）その人に攻撃的・批判的・感情的に接する。
9（　　）自分が面倒をみなければ、この人はだめになってしまうと信じている。
10（　　）その人の生活の破綻や死を、ひそかに期待する。
11（　　）依存症について、固定的な考え方や誤った知識しかもっていない。
12（　　）その人の回復を信じようとしない。
13（　　）依存症の人を、一人前の大人として扱わない。
14（　　）依存症の人を、自分のコントロール下におこうとする。
15（　　）その人の問題をみてみぬふりをする。
16（　　）飲酒問題をもつ人といっしょに飲む。
17（　　）本人にかわって言いつくろったり、失敗の尻ぬぐいをする。
18（　　）依存症者の言いわけを認め、受け入れてしまう。
19（　　）その人を説教してなんとかしようとする。
20（　　）精神安定剤や睡眠薬で鎮静《ちんせい》させようとする。

イネイブラーが初期介入《インタベンション》に関わるときには、次のことができるようになっているか注意してください。援助者は、イネイブラーが次のことを理解できるように援助してください。

1、本人の混乱した状況は、依存症という「病気」によって引き起こされていることをしっかり理解する。

2、依存症者をコントロールすることは不可能で、病気をなおす責任の主体は、あくまで本人にあることを理解する。

3、これまでの自分の対応が、かえって病気をすすめていたことに気づき、自分にできることと、できないことを自覚する。

4、依存症は、治療すれば回復する病気であることを心から信じ、回復を願う。

5、依存症者に対して、攻撃的・批判的にならずに、率直に事実を告げる。同時に、回復を願っている自分の気持ちも伝えることができるようになる。

イネイブリングをやめるとどうなるか

では、イネイブリングをしていた人が、イネイブリングをやめるとどうなるのでしょう。

イネイブリングをやめるということは、問題を手放して責任を本人に返すということです。

本人は、自分の問題に直面するチャンスがつかめます。イネイブラーだった人は、自分のことを考える余裕ができます。この二つがイネイブリングをやめる目的です。

でも、これはそう簡単なことではありません、とくにいっしょに生活している家族にとっては、長年やってきたことなので、自分の行動を「これはイネイブリングか、そうでないのか」といちいち考えていると、わけがわからなくなってくるものです。

そんなときは、行動する前に心を落ち着かせ、次のことを自問自答してみてください。

＊これは本来だれがとるべき責任か
＊これをしないと困るのはだれか

家族にとって、イネイブリングをやめるのはとても勇気がいります。それは、イネイブリングをやめようとすると、心理的な葛藤にさいなまれるからです。でも安心してください。恐れているようなことは意外とおこらないものです。

逆に、そのまま続けていると依存症は進行して、とりかえしのつかないことになってしまいます。勇気をだしてください。初めは不安でも、しばらくすると変化に慣れ、楽になっていく自分に気づくはずです。手放すということと、突き放すということはちがいます。イネイブリングをやめることは、依存症者に心を動かさない、感知しない、関わらないということではありません。世話を焼くのではなく、関心をもつこと、問題をかわって処理するのではなく、見守るのです。

周囲がこのような態度をとると、本人は自分の問題に目を向けざるを得なくなり、否認がとけていきます。こちらの言葉が胸に届くようになります。そうなれば、初期介入《インタベンション》の成功が高まります。

これらを可能にするために有効な会話法を紹介します。「私」を主語にする「I《アイ》メッセージ」です。

「私（I《アイ》）」を主語にした会話の例

＊夫の秀雄さん（アルコール依存症）と妻の千里さんのある夜遅くの会話

秀雄「帰ったよ」

千里「どうして毎晩毎晩、こんなに帰りが遅いの？　明日、また起きられないわよ。会社に遅刻しても知らないわ」

秀雄「つき合いってものがあるんだよ。みんなで飲みに行こうっていうとき、オレだけ帰ってこれないだろう？　お前は、何もわかっちゃいないんだな」

千里「まあ、私がわかってないだなんて。この間は、保護者会にいっしょに出るっていったのに、飲みすぎで出られなかったじゃない。先生には、仕事が忙しくてと言っておいたけど」

秀雄「細かいことをいうなよ。オレが稼がなくちゃ、子どもの教育費だって払えないんだぞ！」

千里「大きな声を出さないで。子どもの進路のことだっていろいろ相談したいのに」

秀雄「家のことはおまえがしっかりやってくれよ。オレは仕事が忙しいんだ」
千里「あなたは、自分の都合ばっかりね」
秀雄「もう疲れているんだから、寝かしてくれよ」
千里「そんなに飲みたいなら、家で飲めばいいじゃない。お酒はちゃんとそろえてあるんだから」

妻は夫の会社へ遅刻の言い訳をし、子どもの学校の先生に言い訳をし、お酒を家にそろえています。完全なイネイブラーです。けれどこの妻は、夫のアルコール問題について相談に行くことにし、援助者からイネイブラーについて学び、自分を主語にする話し方を身につけました。妻のI《アイ》メッセージによる会話を見てみましょう。

秀雄「帰ったよ」
千里「遅かったのね。私、心配してたのよ。子どもの進路のことも相談したくて待ってたの」
秀雄「仕事のつき合いがあったんだ。進路のことって、受験校を決めたのか？」
千里「いいえ、A校は今の偏差値だと少しむずかしいらしくて、B校はよいのだけれど、私立だから学費が高いの。学校にもいろいろな条件があるのよ」
秀雄「そうか、なかなかむずかしいんだな」
千里「私、あなたの考えを聞きたいの。ちゃんと相談したいから明日は早く帰ってくれるかしら？」

秀雄「そうだな。今日は疲れているから寝るけど、明日は早く帰るよ」
千里「私が、子どもの進路のことで不安なのをわかってくれるわよね?」
秀雄「ああ、お前は心配性だからな」
千里「あなたにちゃんと相談できれば、私、安心できると思うわ」
秀雄「わかったわかった、明日は早く帰るよ」
千里「それと、私、あなたの体のことも心配なの。健康診断にも引っかかっているし、病院に一度行ってほしいんだけど」
秀雄「体は大丈夫だよ。酒が飲めているうちは心配ないよ」
千里「そんなにお酒が好きなら、飲めなくなったらつらいでしょう? 今のうちに調べて、このまま飲んでいてもいいのかどうか知っておいたほうがいいと思うの」
秀雄「自分の体のことは自分がいちばんよくわかっているから、お前が心配する必要はないよ」
千里「でも私はとても不安なの。あなたに万が一のことがあったらって」
秀雄「ほんとうにお前は心配性だな。わかったよ、じゃあ一度病院に行くよ」
千里「私もいっしょに行ってもかまわない?」
秀雄「ああ、別にいいけど」

いかがでしょうか。「私」を主語に話をすると、相手は自分が攻撃されているとは感じにくいので、素直に話を聞け、会話が成立しやすくなるのです。そして話す本人も、自分の気持ちを伝えることができて、気分がよくなります。

依存症者のいる家族は、さまざまな負担を抱え、病気に対する誤解も持っています。初期介入《インタベンション》の前に援助者は、家族の理解を得るための援助もしなくてはならないでしょう。家族は問題をちゃんと理解することで、癒しも得ることができるのです。

問題を理解した家族の実感

＊依存症は本人の意志や性格の問題ではなく病気であり、適切な治療や援助を受けることで回復すると知ってよかった。

＊問題行動をなんとかしたいと思って愛情や好意でしてきた行動が、結果的に依存症を進行させていたことに気づいた（イネイブリングの理解）。

＊依存症という病気に、本人と同様、私たちも巻きこまれていたことに気づき、援助を受け入れられた。

＊本人が「底をつく」のを待っていると、身体、職業、家庭などの全ての面において破壊的・破滅的な状況が訪れるので、初期介入《インタベンション》が必要であることを理解した。

＊本人に対する否定的・拒絶的な感情は、本人の問題に私たちが巻きこまれた結果であって、依存症について理解し、回復を信じられるようになってからは、愛情や好意が持てるよう

になった。

＊自助グループや家族会に出席したり、専門家とかかわっていくなかで、苦しんでいるのは自分たちだけでないと気づき、どうにもならないと思っていたことの解決の糸口を見つけられるようになった。

＊本人への愛情や好意を正直に表現できるようになった。

＊本人の責任と周囲の人たちの責任を分けて考えられるようになった。今まで避けてきた問題について攻撃的、批判的、感情的にならずに話し合えるようになった。

＊私たちにはそれぞれ役割があり、自分自身でいる責任があることを理解し、自分の感情や考えを、自分の言葉で意思表示できるようになった（I《アイ》メッセージによる会話）。

＊本人が飲酒問題の解決への努力に向かわない場合、具体的な対応策を本人に提案（提示）できるようになった。

第二章　初期介入《インタベンション》の実際

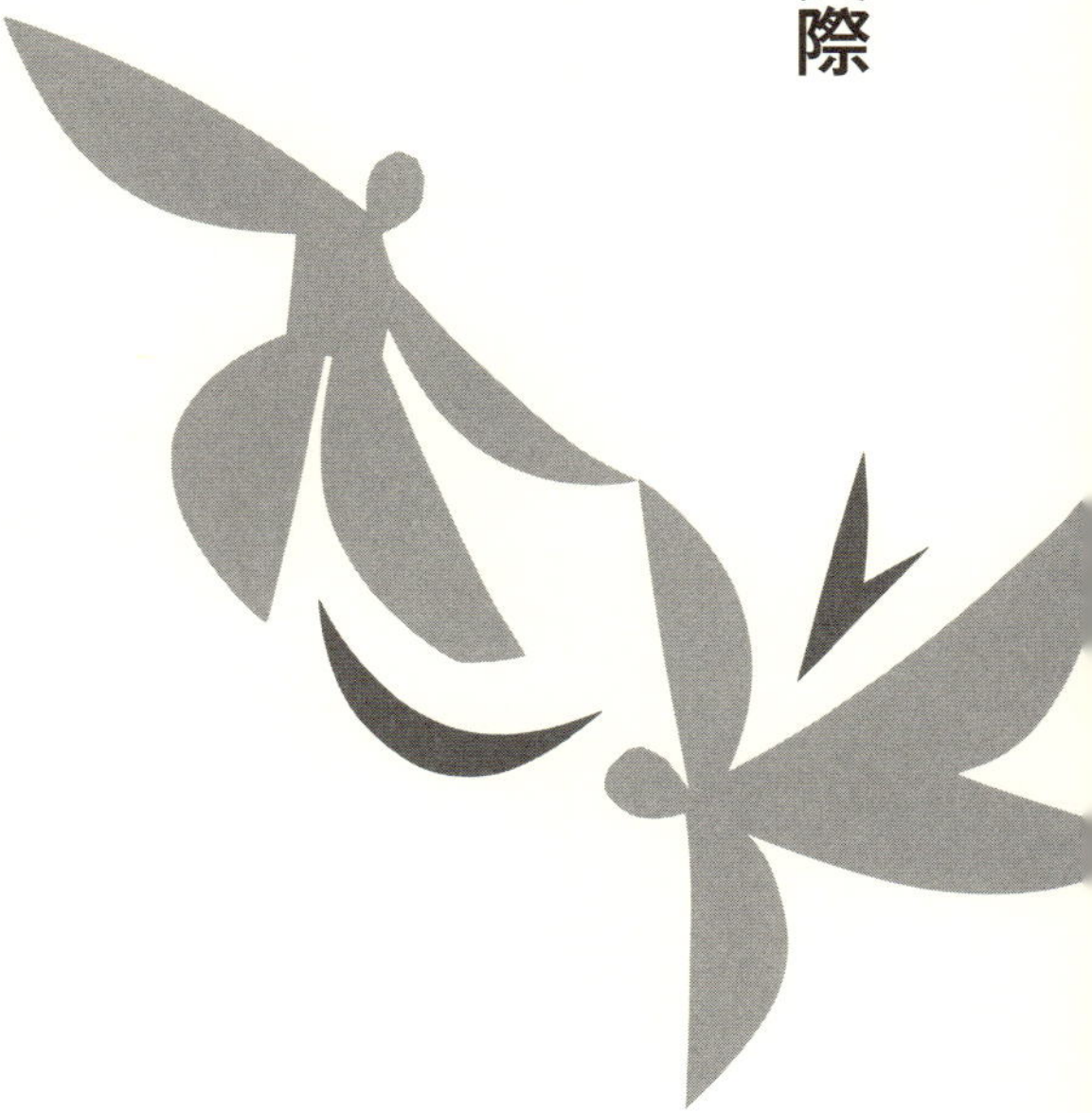

初期介入《インタベンション》の流れ

この章では実際に初期介入《インタベンション》を行う手順について、具体例をあげて説明していきます。まず、準備から介入までの流れをざっとつかんでおきましょう。

初期介入《インタベンション》は、否認のカラに閉じこもっている依存症者を温かく手招きして、生きていくことを愛情をこめて勧めること、とイメージしてください。そのためのゴールが「治療につなげること」です。

介入の流れは、**情報の把握→関係者への教育→チームづくり→介入ゴールの設定→リハーサル→介入**で、チームリーダーの指導のもとに準備をします。チームリーダーは、多くは相談を受けた援助者が担いますが、場合によっては家族がひきうけなければならないこともあります。

リーダーは情報を把握して、チームメンバーを選び、チームをつくります。

チームをつくるのは、一人で行うより成功率がずっと高くなるからです。チームが成功しやすい理由には、情報が多面的に集まるために問題をより正確に把握できること、チームとして方針を統一するためミーティングを行うので、メンバーにイネイブリングがなくなることです。複数のほうが依存症者の否認に対抗しやすいこともあげられます。しかし、大人数では動きがとれにくくなるので、三～五人程度が適当でしょう。

介入の準備を行う中で、リーダーが覚悟しておかなくてはならないのは、危機的な状況が起きてしまう場合があることです。内科疾患の悪化、暴力によるトラブル、金銭的トラブル、家族関係の破《は》綻《たん》、警察沙汰《ざた》、離脱症状、失業・左遷、ケガ、自殺未遂などです。

こうした危機状況は依存症にはつきものなのです。危機的な状況で行う介入を「危機介入」と呼びます。危機には程度の差がありますが、本人が事態の深刻さに直面しているので、チャンスとして生かせる場合があります。可能ならば、タイミングを逃さず介入するのがよいでしょう。タイミングを逸すると、のどもとすぎて熱さを忘れるということになるからです。この時はリハーサルなどの入念な準備はできませんが、駆けつけられる関係者でチームをつくって介入すると効果的です。また、危機状態をあいまいに処理してしまわないことが大切です。

まずリーダーは、相談に来た方に、「初期介入《インタベンション》が必要だ」ということを理解してもらうために、教育や説明を行います。「もう、あの人には死んでほしいので、初期介入《インタベンション》なんて余計なことをしなくていいです」という人も、たまにはいます。すでに依存症がすすんでいる場合が多いです。初期段階の依存症の家族でも、「そんなこと、うまくいかないわよ」とか、「そんな面倒なことできません」、「そんなことやっている暇なんかないわ」と言う人もいます。

そう言われたら、リーダーはていねいに話をしていくしかないのです。初期介入《インタベンション》にはちゃんとしたやり方があって、それを実行すれば成功率が高いこと、このままほうっておいたら悪い方向へどんどんすすんでいくことなどを説明します。

相談者が、「回復は不可能」と思いこんでいたら、介入はできません。しかし、家族というものは往々にして悲観的な心情に陥っています。なぜなら、これまでのさまざまなアプローチが失敗しているからです。プロの援助者であっても、「もう手におえない」、「なにをやってもむだだ」、「回復するわけはない」と思いこんでいる場合もあります。本人が底をつかなければ何をしてもむだだと思っている援助者も多くいます。

このような強い思いこみを覆《くつがえ》すためには、回復した人たちに会って、話を聞くことが必要です。依存症の自助グループに連絡をとって、相談者といっしょに訪ねてみるといいでしょう。

チームメンバーと三つの基本態度

次に、チームにはどんなメンバーが入ればよいでしょう。チームメンバーに適しているのは次のような人たちです。自分の言葉で伝えられる年齢になっていれば子どもでも心配ありません。

〈チームメンバーに適している人〉

＊その人のことを大切に思い、心配している人、あるいは必要としている人
＊その人にとって重要な存在、あるいは一目おいている人
＊その人の問題で困っていて、何が起こったか具体的に冷静に指摘できる人
＊その人の回復を心から願っている人
＊その人が抱えている問題を専門的に理解している人、あるいは回復者

逆にどんな人ははずしたほうがよいでしょうか。

介入のイメージを思いだしてください。温かい手招きです。怒りは禁物なのです。怒りが出てしまうと、非難や攻撃となり、本人の否認をより強める働きをしてしまいます。本人に敵意をもっていて、「あいつのためにどれほど迷惑をかけられたと思っているんだ」、「介入に参加するなら言いたいこと

がたくさんある！」みたいに思っている人には、来てもらわないほうがいいのです。

また、本人と同じように依存症の問題をもっている人は適しません。上司であっても、同じ飲酒の問題をもち、それを否認しているような場合は入れないほうがよいです。

ただ、どうしてもその人を入れないとチームができない場合もあります。そして、配偶者や親が同じように依存症である、ということはけっこうあります。もし、介入のプロセスで、本人が「あんた、偉そうなことを言うけれども、おれといっしょに飲んでいたじゃないか」とか、「いっしょにパチンコをやっていたじゃないか。何でおれだけ責めるんだ」となってしまったら、リーダーがきちんと説明をします。

「たしかに奥さんにもギャンブルの問題がありますね。でも今日は、あなたの問題に焦点をあてたいのです。いずれ奥さんの問題にもかかわらざるを得ないですが、今日はあなたの問題を話しあうために集まったので、奥さんの問題は棚上げをしてください」

そして、チームメンバーにも了承してもらいます。

イネイブリングをやめられない人も不的確です。イネイブリングについては一章で説明しました。しかしイネイブラーは、本人に対する愛情と関心があるのでやってきてしまったのです。残念なことに、やることがまちがっていたわけですが、それを責めずに、その結果どうなったのかを説明し、理解してもらう必要があります。

〈チームメンバーに適さない人〉

＊その人と険悪な関係にあり、怒りの感情を抑えられない人
＊その人と同じ問題を持ち、同様に否認している人
＊その人の回復を信じられない人
＊どうしてもイネイブリングをやめられない人

さて、こうして介入のチームメンバーになることになった人たちには、三つの基本的な態度について説明します。その三つとは、
①深く、誠実な関心を示すこと
②非難したり攻撃的な態度をとらないこと
③正直にかかわること
チームメンバーは、依存症者の重要な関係者です。今までいろいろかかわってきたけれどもうまくいかずに傷ついている人たちとも言えます。そして、本人に対して心底愛情をもち、心配をしている人たちです。

それを踏まえたうえで、深く誠実な関心を示してもらうことを確認します。「どうなったっていいや」ではなくて、「回復してほしい、今の状況を抜け出してほしい」と心から思って、誠実な態度でその気持ちを伝えてもらうのです。

二つめは、非難したり、攻撃的な態度をとらないということです。介入のプロセスでは、本人が必ずしも期待どおりの発言をするとはかぎりません。そのときに、怒りだしたり、どなったりはしないということを確認します。

三つめは、自分の気持ちに正直に発言するということです。たとえば「あなたが飲んで帰ってきたとき、私はほんとうに悲しかったのよ」とか、「結婚して最初の三年はしあわせだと思ったけど、その後あなたが飲んでばかりいるから、私は毎日かなしかった」というように。そして、「あなたに回復してほしいと思っている」、あるいは「依存症について学ぶまで、依存症が病気だと思っていなかったために、あなたにひどいことを言ってしまった。そのことは申し訳ないと思っています」など、正直に気持ち（愛情）を、「私は」のI《アイ》メッセージで伝えることが必要なのだと確認します。

これらの三つの大原則を、チームメンバーは理解し、身につけることが必要です。

チームのリーダーとなるのは、基本的に援助職がよいのですが、家族がやらなくてはならないこともあります。リーダーの心得としては、次のことがあげられます。

①依存症という病気をよく理解している
②とくに否認とイネイブリングについて熟知している
③インタベンションの三つの基本姿勢（誠実・無批判・正直）を実践できる
④アサーティブな人間関係（＊）がもてる

⑤専門の医療機関・相談先・自助グループなどの社会資源をつかんでいる

＊アサーティブな人間関係とは、相手を尊重したうえで、誠実に、率直に、対等に、自分の要望や意見を相手に伝えてつくる良好な人間関係のことです。感情をそのままぶつけるのではなく、自分の気持ちをきちんと言葉で表現し、しっかりと伝えることが基本になります。

チームづくり

次に、チームづくりをするときに押さえておかなければならないことをまとめておきましょう。

チームメンバーは、依存が原因で起こる問題の尻ぬぐいをさせられてきた人たちで、同時になんとかしようと解決策を探してきた人たちでもあります。初期介入《インタベンション》までの準備過程は、メンバー全員にオープンにすることを確認し、配偶者がメンバーに入っている場合は、夫（妻）に初期介入《インタベンション》のミーティングに出席することを伝えます。

メンバーの中核である人（たとえば妻）は、チームメンバーの情報を援助者（リーダー）に提供し、その人たちをミーティングに集めることに協力します。ミーティングでは、皆が初期介入《インタベンション》のチームメンバーであることを確認し、三つの大原則の理解を得ます。

ミーティングでは、依存症という病気、治療と回復、初期介入《インタベンション》のプロセスについて学びます。その中には、依存症に付きものの否認、イネイブリングについても含まれます。

それぞれのメンバーは、本人によって傷つけられたり、迷惑をこうむったりした出来事を、時間や場所、状況、環境等まで正確に、批判的でなく、くわしくリストアップします。その出来事について、そのときどのように感じたか（怖かった、不満だった、失望した）を記します。

ミーティングで、すべてのチームメンバーは、立場の違いや利害などはいっさい棚上げし、統一のとれた戦線をはることを確認します。その戦線とは、「私たちは、あなたの飲酒（薬物など）とその影響について大きな関心をもっています。私たちは、もはや、あなたがあなた自身と私たちの生活まで飲酒（服薬、ギャンブルなど）によって破壊していることを、何もしないで傍観《ぼうかん》しているわけにはいかないのです。あなたは、治療を受ける必要があります」というものです。

もし、メンバーのだれかが、介入に参加するのがむずかしいと感じている場合には、リーダーが中心になって、その感情をみんなでシェアし、勇気づけます。それでもうまくいかない場合には、一時的にチームから外して、再びチームに入れるかどうかを検討します。

どのような介入が適切であるかをメンバーで話しあい、リーダーが介入の方法をアレンジします。

リーダーは、メンバーに次のことを確認します。

＊もし、本人が介入を拒絶した場合、チームメンバーは正直に、もし介入が行われなければどんな問題が起きるのかを、きちんと説明できるようにしておくこと。

＊もし、本人が診察を受けにいくことを拒絶した場合、チームメンバーはそれぞれ、どう対応するか

を考えておくこと。「もし、あなたが病院にいくことを拒否するなら、会社としては、これ以上何もなかったかのように働いてもらうわけにはいかない」というぐあいに。

この対応については、リハーサルをして、チームメンバーの十分な理解を得る必要があります。内容のない脅かしはなんの役にもたたず、かえって否認のメカニズムを強化させてしまう恐れがあるからです。

すべてのチームメンバーは、この対応について、明確に断固とした態度をとる心の準備をしておかなければなりません。もしメンバーのだれかがつまずきそうなら、チームとして、メンバーが取り決めを守れるよう働きかけましょう。

時間と場所

介入を避けたほうがよい時があります。

アルコール依存症の場合は、飲んでいるときです。酔っているときにいくら介入をしても無駄です。飲み始める時間が迫っているときもそうです。早く飲みたくてイライラしていて、聞く耳をもちません。ギャンブル依存の場合は、やりたくてうずうずしているときは何を言っても心に届きません。

介入に適しているのは、アルコール依存なら、しらふになって自分の行動を後悔したり、将来の不安にかられているときです。体調をくずして飲めずにいるときも、身体的につらいので、周囲の言葉を受け入れやすいでしょう。ギャンブル依存なら、負けが続き、落ちこんでいる時のほうが人の話を聞き入れるはずです。

介入の場所は、できるだけ中立的なところを選んでください。たとえば職場でやるのなら、威圧感のある役員室よりも、職場の健康管理室や会議室がよいでしょう。内科などにかかっているのなら、主治医の協力をあおいで、主治医の診察室や医療相談室という手もあるでしょう。

場所として避けたいのは、本人の家です。家ですと気持ちが改まらず、現状維持にひきずられて、判断をにぶらせる要素が強いからです。やむをえず自宅で行う場合は、「帰ってくれ」などという事態を招かないために、強い影響力をもっている人をチームに入れておくことです。

具体的な例にそって

さて、ここからはアルコール依存症の山田さんの例を追いながら、初期介入《インタベンション》の流れをたどっていきます。

……山田さんは四八歳、奥さんと中学生の娘の三人家族です。山田さんは、若いときから、いくら飲んでも翌日の仕事には支障をきたさないのを信条としてきました。けれど、四〇歳を過ぎたころから、二日酔いで起きられない日が続き、とうとうアルコール性肝炎で入院しました。けれど、退院するとすぐに飲みはじめて、飲酒はぶりかえしてしまいました。こうして、すでに三回、入退院をくり返しています。それでも懲《こ》りずにまた飲んでいます。

家族や周りの人は、これまでに何度も「そんなに飲んだら身体に悪いよ」、「もういい加減にお酒はやめたら」、「家族のことを考えて」と心配して声をかけてきましたが、その度に山田さんは、言いわけをしたり、どなったり、うそをついたりして、飲むのを止めませんでした。

本人も少しは控えようと思っていますが、気がつくとかなりの量を飲んでいるという毎日です。そして、「お酒を飲まずに営業という仕事はできない。つきあいなんだ、ビジネスの一部だ」、「少しくらい飲んでもいいじゃないか、酒を飲まずにはいられないこともあるんだ」、「身体のこと？　わかってるよ。でも医者だって、酒をやめろとは言ってないんだ」、「強い酒はやめてビールだけにしてる」などと言い、お酒を控えません。家で飲みづらくなると、外のお店で飲みます。

娘も心配し、「お父さん、お酒をやめて」と伝えましたが、「仕事はちゃんとやっているから大丈夫だ。それよりおまえは来年受験だろう。しっかり勉強しているのか？」などと、話をすりかえるので、家の中でも父親と会うのを避けて、自分の部屋にこもることが多くなりました。

そのうち、山田さんは仕事に遅刻するようになりました。また、飲み過ぎて、調子が悪くて会社を休むこともでてきました。しかたないので、奥さんが会社に電話をかけ、「病気なので休ませてください」と伝えます。けれど奥さんは、お酒がないと山田さんが不機嫌になるので、家にはお酒を準備しています。

とうとう、山田さんは仕事でもミスをし、得意先との接待の席で酔ってけんかをしてしまいます。山田さんは上司から、きつく注意されました。

ここまできて、どうにかしなければならないと決意したのは、奥さんでした。まず、職場の健康管理室へ相談にいきます。すると、保健師から、奥さんは意外なことを指摘されます。自分が夫のアルコール依存に協力しているというのです。

「そんなことないです。私はどうにか、夫にむちゃな飲み方をやめてほしいと説得してきたのです」

奥さんは驚いて否定しましたが、保健師は、イネイブリングについて丁寧に説明をしました。奥さんは、はじめ抵抗がありましたが、次第に落ちついて話を聞き、自分のまちがった行動に気づきました。そして、ある日、山田さんにきっぱりと告げました。

「あなた、仕事を休むなら、自分で会社に電話してください。私があなたのために言い訳をするのはやめることにしました」

また、保健師に習った「I《アイ》メッセージ」の話し方で、山田さんに伝えました。

「身体をこわしてまであなたが飲んでいるのを見ると、私はとてもつらいの。だからこれからは、家でお酒の用意はいっさいしないことにしますね」

山田さんを責めるのではなく、「私」を主語にして、自分の思いをちゃんと話せるようになったのです。

次に、保健師から初期介入《インタベンション》の必要性を説明され、奥さんは、山田さんの上司と会って、協力を要請しました。この上司には、お酒の問題もありませんし、以前から面識があるので、相談をもちかけやすかったのです。なにより、山田さんが尊敬している人でもあります。

話してみると、上司も、山田さんのことを気にかけていました。長期の病欠が重なっているうえ、接待の席で酔って取引先の担当者にからんだという失態もあり、職場での評価は下がっています。このままでは、もっと大きな問題を起こすかもしれません。

上司は、奥さんの申し入れを受け、健康管理室の保健師に会い、連携をとることにしました。

このような流れから、介入の場所は、職場の健康管理室で行うということになりました。チームメンバーは、山田さんの妻、中学生の娘、上司、健康管理室の保健師です。

しかし、介入の準備をしているときに、中学生の娘が参加するのはいやだと言いだしました。

保健師は、娘に会うことにしました。親がアルコール依存症であると、多くの子どもは、自分の気持ちをずっと抑圧して生活しています。ですから、子ども自身にとっても、感情をきちんと口に出して表現することは、とても大切なことなのです。そして、感情を正直に相手に伝えられるかどうかは、初期介入《インタベンション》の成功の大きな鍵をにぎります。

母親と娘が、保健師に会いにきました。

保健師は、娘に、飲酒をしていない時のお父さんの顔と、飲酒をしている時のお父さんの顔を、画用紙に描くようにすすめました。

娘の描いた絵は、飲酒をしていないときは、にっこりとして大好きだったお父さん。飲酒をしているときは、怒った顔の大きらいなお父さんです。二枚の絵を見比べながら、「同じお父さんなのに、どうしてこんなにちがうのかしらね?」と、保健師は娘に聞きました。

娘は、「お酒を飲んでいるか、飲んでないかのちがいだと思います」と答えました。保健師は娘に、じつはお父さんは、お酒をやめられない病気になっていること、お父さんもじつはお酒をやめられないで苦しんでいることを伝えました。

さらに、お父さんは病院に行って治療をすれば治るということ、そのためにも、「ちゃんと病院に行って治してほしい」と、みんなで伝える必要があることを説明しました。

娘は、「治療をしてお酒をやめられるなら、お酒をやめて、前のようなやさしいお父さんにもどってほしい」と言いました。

これは、問題と人とを分けるという援助技法です。問題を抱えている人全体をどうにかするのではなく、問題に対処するのです。人と問題をイメージの中で切り離すことで、人と問題は別のことであり、本来のその人への肯定的な感情を引き出すことができるのです。

さて、保健師は、奥さんと娘に、ガイドラインに沿って「山田さんに手紙を書く」という宿題をだしました。

手紙を書くことは、気持ちを整理するためにも、介入の予行演習としても有効です。また、介入の場で言葉がつまってうまく話せなくなることもあるので、前もって手紙を書いておき、読み上げるという使い方もできます。手紙を書くときのポイントは、まず、問題をもっている相手に対する温かい気持ち、愛情を示すことです。つぎに、いつ、どこで、どういうことがあったと、具体的に問題を指摘することです。そして、そのときの自分の気持ちを率直に伝えます。最後に、診察を受けて健康をとりもどしてほしい、と伝えます。

保健師は、上司には、勤務状態などの具体的な問題を書き出した介入メモを用意してもらうことにしました。

飲酒問題をもつ「あなた」への手紙（ガイドライン）

＊あくまでも自分の表現で、率直な気持ちを書いてみましょう。

この手紙は、チームメンバーには、トレーニングのために書くことをおすすめします。

実際に書いてみると、自分の伝えたいことがしっかり把握でき、落ち着いて本番にのぞめます。

私が今日、あなたに手紙を書いたのは、あなたのことをとても心配しているからです。あなたは、私にとって、とても大切で特別な人です。

あなたが私にとって、なぜ特別の人かというと――

けれども、最近のあなたは、今までのあなたとはちがいます。あなたは覚えていないかもしれないけど、こんなことがありました。

それがいつ起きたかというと――

そのことで、わたしはこんなふうに傷つきました――

ほかにも飲酒にかかわることで、最近こんなこともありました――

あなたの今の状況は、あなたの意志や性格の問題ではなく、依存症という病気からきているということを、私は学びました。そして、今まで私があなたにとってきた態度や、あなたに言った言葉が、あなたを傷つけ、かえってあなたの状況をひどくしていたことを反省しています。

私は、あなたが回復することを信じています。どうか治療を受け、再びすばらしいあなたにもどってください。

○○○より

次にリハーサルにのぞむわけですが、その前にやっておかなければならないことがあります。専門の治療期間、援助機関の目星をつけておくことです。依存症の場合、地域によっては、通院か入院かの選択ができるようになってきました。どちらがよいかは状況によるので、専門家のアドバイスを受けて、リストアップしておいてください。本人に選択肢を与えるという意味で、なるべく二箇所以上選んでおくとよいでしょう。

初診の曜日が決まっていたり、予約が必要だったりするので、電話をかけ、下見をしておきましょう。介入がうまくいったら、できるだけ日をおかずに行ったほうがよいので、介入の日取りを初診日に合わせて決めます。

ギャンブル依存やほかの依存の治療機関は少ないので、アルコール依存症を扱っている相談機関やクリニック、病院へあたってみましょう。精神保健福祉センターや、保健所でも相談にのってくれます。

本人の手におえない借金の返済がある場合は、都道府県の弁護士会に相談することができます。家族や親戚が借金を肩代わりするのではなく、本人の責任で返済計画をたてることが大切です。

行く先は必ずしも病院ではないかもしれません。たとえば、「ダルク（DARC=Drug（薬物）+Addiction（嗜癖、病的依存）+Rehabilitation（回復）+Center（センター）」などの民間の薬物依存症リハビリ施設になるかもしれません。また、ギャンブル依存は身体の病気を伴うことが少ないでしょうから、ギャンブルをやめるための施設になるかもしれません。

たとえば、金曜日の午後に初期介入《インタベンション》をして、終わったのが五時だとします。その時間に連れていって診てくれるところはありません。土日が休みだとすると、今度は月曜でしょう。月曜までにギャンブル依存症の人はパチンコ屋へ行きます。薬物依存の人は薬物をつかってしまいます。アルコールの人は飲みおさめだと言って飲みます。そして月曜日になったら、もう腰があがらないでしょう。多くの場合、また振り出しにもどってしまいます。

本人が行くと決心したら、「じゃあ、今、これから行きましょう」と言います。「でも、そんなこと言ったって、会社を休めないよ」となったら、上司から「君がそういう決意をしたなら、会社には、私からちゃんと伝えるから任せてくれ」というふうに、準備を整えておくのです。

準備があまりに用意周到だと言って怒るでしょうか？　いいえ、ほとんどそんな心配はありません。本人はみんなが何をしているかを薄々知っているのです。温かく、「あなたのことをほんとうに心配しているんです。あなたは大切な人なんです。あなたと私たちはこれからもいっしょにやっていきたいんです。だから、この問題をはやく取りのぞいてください」というメッセージを伝えれば、病院まで調べてあるということにむしろ感謝することはあっても、怒りだすということはないでしょう。

ここまでのリーダーの役割を確認してから、リハーサルにすすみましょう。

リーダーの役割

ステップ1　関係者が相談にやってきたり、情報が寄せられる

①相談に来た人をねぎらう（とくに家族はしっかり受けとめて励ます）。
②初期介入《インタベンション》について説明して、相談者の納得を得る。
③これからのプロセスを家族や関係者と役割を分担してすすめるのだと話し、「いっしょにやりましょう」と勇気づける。
④事実関係と重要な関係者についての具体的な情報を得る。
①問題が依存症との関連だけで引き起こされているのか、他に原因があるのかを見極める。

ステップ2　関係者を教育し、インタベンション・チームを構成する

①リストアップした関係者一人一人に会い、どのような事実があるのか、これまでどのように対応してきたのか、本人に対してどのような感情をもっているのか、アルコール依存症に対してどのような認識をもっているのかをつかむ。
②今までの対応がなぜうまくいかなかったのか、問題点を指摘しながら、依存症という病気について情報を提供し、理解をうながすとともに、初期介入《インタベンション》の必要性を説く。

③関係者のなかにある、本人に対する肯定的な感情を掘り起こし、サポートする。
④関係者のなかで、だれがチームに加われるかを判断する。

リハーサル

いよいよリハーサルにすすみます。リハーサルをすることには、次のような意味があります。

①予期せぬ問題をあきらかにできる。
②チームメンバーが、いっしょに働き、協力しあうことで客観的になれ、能力が高まる。
③依存の問題をもつ人の抵抗を調査できる。
④チームメンバー同士の信頼が増す。

リハーサルは関係者の集まりやすい場所で行います。

まず、リーダーから自己紹介をし、それぞれメンバーも自己紹介をします。

リーダーは、それまでにメンバーに確認してきた三つのことを、もう一度質問し、みんなで確認をします。

三つの質問

1　依存症が病気だということを納得できていますか？
2　依存症が回復することを信じていますか？
3　回復してほしいと心から願っていますか？

次に、介入の日の司会者を決めます。援助職が立ち会う場合は援助職、立ち会わない場合は、メンバーの中から司会者を選びます。

司会に適任なのは、冷静に判断のできる人、本人が一目おく人であることです。適さないのは、感情的にまきこまれやすい人です。

この場合は、保健師か上司が適任ですが、場所が健康管理室であり、リーダーでもあるということで、保健師が司会をすることになりました。

つぎに、話す順番を決めます。

最初に話すのは、もっとも冷静で、客観的な立場をとれる人です。というのは、話し初めほど、本人の強い抵抗が予想されるからです。順番は、揺るがない人を前半に、感情に訴えられる人を後半にもってくるのがコツです。とくに子どもは一番最後にします。この場合は、リーダーが挨拶し、上司、奥さん、娘の順になりました。

席順ですが、本人は部屋の一番奥など、中座しにくい場所に座らせます。援助者が同席する場合は、本人のとなりがよいでしょう。感情の動きなどが観察しやすいからです。

また本人の正面には、上司、家族、親戚など、本人への影響力が大きい人が座ります。

いよいよロールプレイをやり、実際の流れを確認します。本人の役をリーダーがやり、本人が反発したり反論したりした場合、どう対処できるかを練習しておきます。大事なのは議論にのったり、おどおどしないことです。

また、司会者が「後であなたの意見を述べる時間はちゃんとさしあげますから」と言って、やんわりとおさえます。反論の度に言ってよいのです。

ゴールである専門的な治療を受けることを拒否した場合を考え、サブゴールも用意します。

たとえば、上司は「飲酒をしたままの出勤は認められない」とか、妻は「飲んだままのあなたとの生活はこれ以上むずかしい」とか、きちんと言葉にできるように準備します。

たとえば本人が、「酒をやめる必要があることはよくわかったよ。だけど治療は必要ない。一人でやめられるよ。第一、内科ならともかく、精神科に行くのはまっぴらだよ」と言ったとしたら、

妻「じつは私、その専門病院を見にいったの。病院というよりは、保養所のようで、開放感があって明るくて、みなさん居心地がよさそうだったわ。けっして閉じこめるような場所ではないの。よかったら私といっしょに見学にいってみない？」

この反論は、精神科に対する偏見や、入院による長期休暇をとることへの不安が多いのです。です

から、上司からも話してもらいます。

上司「休暇の申請については心配しないでいいんだ。療養休暇がとれるように、私がちゃんと手続きするよ」

しかしそれでもこんなふうに拒否をしたら、

「病院に入るくらいだったら、死んだほうがましだ。そうやってみんなでおれを追いだしたいんだろう」

上司「そこまで言うのなら、期間を決めて、あなたのやり方でやってみるといい。でも、それでできなかった場合には、私たちのすすめる方法をとってもらうよ。ここにいる全員が証人だからね」

と、次回の布石をうっておくことが必要です。

本人がはなから否定した場合は、

「冗談じゃない。おれがアル中だって？　そりゃ人よりは飲む量が多少多いかもしれない。でも三〇年も飲んでいるんだ。年季がちがうんだよ」

妻「専門治療を受けないのなら、もうあなたとはいっしょにくらせないので、別居させて」または、「今までのように飲酒をしているあなたとは、もう私にはいっしょにやっていく力はありません」

上司「このままでは、職場での今の地位や給料は保障できない。治療をしなければ、残念だけど、会社を辞めなければならなくなるかもしれないよ」

これは脅かしではなく、実行を伴う本音であることが必要です。

最終結論を述べた場合も、最後のチャンスをあたえます。

保健師「今日は突然の集まりだったので、ショックを受けていらっしゃるでしょう。じっくり考えてみてください。ただし、あくまでも拒否される場合は、残念ですが、私たちは今言ったことを実行せざるをえなくなります」

ロールプレイの例・その1

チーム・メンバーに、順番に依存症の当事者になってもらいます。そして、周囲は、わざと感情的、攻撃的、批判的に言葉を投げかけます。

「今までどれだけ迷惑してきたと思ってるの！」「家族のことなんてどうでもいいと思ってるんでしょ！」「いいかげんにして！　もううんざり！」

そして、当事者になった人に、「今、どんな気分ですか？」と聞くと、「すごくいやな気分です」という答えが返ってくるでしょう。

次に、感情的、攻撃的、批判的にならないで、心をこめて話してもらいます。

「私、ずっと、あなたの身体のことが心配でたまらなかったのよ」「お父さん、前のようにやさしいお父さんにもどってください」「ずっとつらい思いをしてきたけれど、あなたが治療をして元にもどれることがわかって、私、うれしかったわ」

「今度はどうですか？」と聞くと、「ジーンときます」と答える人がほとんどです。このように、実際に自分が経験すると、介入の場で、攻撃的な言葉や感情的な言葉をおさえることができます。

ロールプレイの例・その2

メンバーにこんな質問をします。

「たとえばお宅にまだ小さなお子さんがいたとしましょう。新築した家の壁に、その子がマジックでらくがきをしてしまいました。あなたがお母さんだったらどうしますか?」

「では、子どもが『お母さん、ゴメン。もうしないね』と言ったのに、壁を塗り直して二、三日したらまたやってしまいました。今度はどうしますか?」

そして、一人に小さい子になってもらって、それぞれ言葉をかけてもらいます。

「しないって言ったでしょ! なんでまたしたの、もう! リフォーム代だってバカにならないんだから!」

「困った子ね! 何度言ってもわからないなんて、頭が悪いのかしら」

「あなたなんて、うちの子じゃないわよ。いやになっちゃう!」

大体が「困ったわね」という言葉がでます。「困った、困った」だけで終わってしまったのでは、先にすすまないのです。「困った」と言い続けているのもイネイブリングなのですよ、と話し、大事なことは、暴力(虐待)ではない手段で実効性のあることをしっかり相手に告げることだと伝えます。

たとえば「今度やったら、お母さんはいっしょに遊んであげないわよ」とか、「保育園の送り迎えはお父さんにやってもらいましょう」とか。すると、「子どもがお父さんのほうがいいっていう場合はどうしましょうか」という質問があったりしますが……。あるいは「おこづかい、なし」とか。

つまり、このロールプレイを例にして、依存症の当事者に自分の行動について見直してもらうためにはなにが必要か、とメンバーに考えてもらうのです。それを本番までに用意してください、と。

最後は、当日の誘い役を決めます。山田さんの場合は、上司がもっとも断りにくいので、誘い役になりました。

上司「あなたの健康問題について話しあいたいので、健康管理室に明日の朝、十時に来てください」あるいは、「あなたも関係していることで、大事なことだから、健康管理室に明日の朝、十時にきてください」。

このように漠然と伝えます。誘い役は当日出向いて、声をかけて連れてきてください。

最後に、リハーサルから本番までのリーダーの役割をまとめておきます。

リーダーの役割・チームのトレーニングとリハーサル

①関係者に招集をかけ、ミーティングを開く。
②関係者全員にミーティングの意味をあらためて説明する。
③本人によって引き起こされた重大な出来事を、メンバー全員にリストアップしてもらい、客観的な事実が不足していないか、重要な関係者がまだ他にいないか、確認する。
④本人の性格や状況を考慮しつつ、どのような介入が効果的かを話し合いながら、全プロセスが温かく、本人に対して批判的・感情的・攻撃的にならないよう、メンバーの気持ちを一つにまとめる。
⑤そのプロセスのなかで、関係者一人一人が依存症について正しくとらえているかどうか、本人の回復を心から願っているかどうか、初期介入のゴールを正しく理解しているかどうかを確認する。
⑥本番を想定して、だれがどのように本人に呼びかけるか、いつどこで行うか、当日どのような順序でだれが何を話すかなど、役割を決め、ロールプレイを行う。
⑦初期介入《インタベンション》の場面で出るであろう問題（本人の抵抗など）を全員で予測し、対応策を考えてロールプレイを行う。
⑧どうしても感情的になってしまう人は個別に対応し、場合によってはチームからはずす。

⑨初期介入《インタベンション》の結果、本人が診察や治療を受け入れた場合に何がどうなるのか（職場での地位・プライバシーの保護・家族関係・治療先・治療費用など）を、おどしや安請け合いではなく、関係者がそれぞれ明確に述べられるようにする。

⑩初期介入《インタベンション》が失敗した場合は、何がどうなるのかを明らかにしておく。

⑪本番に出席できない人には、手紙を書いてもらうようにたのむ。

当日までの準備

①目星をつけた医療機関に連絡をとり、初期介入《インタベンション》の場から受診に向かいたい旨を伝え、日時の調整をし、診察の予約を入れる。事前に訪問して治療プログラムや自助グループとのつながり、雰囲気などを確かめ、担当者と顔見知りになっておくとなおよい。

②本番にそなえて不安になっているメンバーの相談にのる。

③当日のプラン（場所の設定や座る位置なども含めて）を再度確認する。

リハーサルのチェックリスト

□メンバーが依存症について正しく理解しているか。

□依存によって引き起こされた重大な出来事のリストアップ。

□メンバーは皆、本人の回復を心から願っている人たちか。

□メンバー同士の信頼があるか。

□メンバーが当事者に対して感情的、攻撃的、批判的にならないで事実を語れるか。

□当事者が否定的な発言をしたり、抵抗した場合の対応策。

□客観的な事実が不足していないか、重要な関係者が他にもいないか。

□本人が診療や治療を受け入れた場合、何がどうなるか。職場の対応、家族関係、費用、保険などを関係者がそれぞれ明確に言えるか。

□本人が治療を拒否した場合のサブゴール。

□本人が治療を拒否した場合のそれぞれの明確な対応。

□欠席者の手紙（それを読む順番）。

＊リーダーは、初期介入の日までにこれらの項目をチェックしておきましょう。

介入の日

当日、誘い役の上司が、山田さんを誘いにいき、いっしょに部屋まで連れてきました。部屋に入った山田さんは、なぜ家族が会社へきたのか、びっくりします。「まあ、座って」と、上司がなだめて山田さんを座らせます。

保健師「みなさん、おはようございます。おいそがしい中、お集まりいただいてありがとうございます。保健師の木村です」

山　田「妻と子どもまで呼んでいるなんて、どういうことですか」

保健師「山田さんがおどろかれるのも、もっともです。今日は、山田さんの健康問題について話をするために、ご家族にも来ていただきました。この場はけっして、山田さんを責めたり、追及したりする場ではありませんので、安心してください」

司会者は、集まった目的をできるだけ自然に話します。そして、話す人を指名することと、混乱した際には対処をします。本人を怒らせたり、怒りをぶつけたり、追いつめたりする雰囲気をつくらないように十分気をつけてください。

保健師「今日ここに集まっていただいた方は、山田さんを大切に思い、心配している方ばかりです。山田さんには、とりあえず、みなさんのお話を聞いていただきたいのです。そしてその後で、山田さんのご意見や反論を聞く時間をもうけます。では、最初に吉田部長、お願いします」

上　司「山田さん、あなたが入社以来、一生懸命仕事をしてきたことは私がよくわかっている。今までにいろいろなプロジェクトをいっしょにこなしてきたけど、あなたの力と斬新なアイディアによく助けられてきた。今日ここに来たのは、あなたという人材を失いたくないという気持ちがあるからだ。ここにあなたの勤務記録がある。この五年間に、アルコール性肝炎による入院が三回、遅刻も欠勤も年々増えているが、とくにこの一年は、さすがに私もかばいきれない状況になってしまった。この間は、接待の席で酔っぱらい、こともあろうに取引先の担当者にからみ、先方を怒らせてしまったね」

山　田「その件は申しわけないと思っています。でもあれは……ちょっとしたいきちがいで、あちらも酔っていらしたし、たしかにこのところ休みがちですが」

保健師「山田さん、まずは部長のお話を聞いてください」

山　田「いいえ、私の話を聞いてください。私は今まで仕事は一生懸命やってきました。たしかに最近は迷惑をかけているかもしれませんが」

保健師「山田さん、あとでお時間をとりますから」

このように議論や論争になりかけたら、すかさず司会者は「今は私たちの話を聞いてください」といって、しずかになるまで、全員がだまって待ってください。

上　司「遅刻、欠勤、トラブル、全部酒からきていることだ。健康管理室の木村さんと相談したら、アルコール依存症の可能性があるというので、専門の病院を受診したほうがよいということがわかった。ひどくならないうちに、ぜひ受診してほしい。そして、元気になって以前のように仕事をしてほしいんだ」

山　田「ご心配くださるのはありがたいんですが、酒だけが原因というわけでは」

保健師「山田さん、あとで山田さんの言い分を聞く時間をとりますから、とにかくお話を聞いてください」

介入の場面では、怒ってしまう人、下を向いたままの人、覚悟を決めてひらきなおってしまう人、部屋から出ていこうとする人、不安でふるえだす人など、さまざまです。しかし、こうした態度を批判したり無視したりしないで、不安や怒りを感じることは当然だと共感しつつ、問題にいっしょに取り組もうとしていることを理解させ、軌道修正していきます。

保健師「次は奥様です」

妻　「あなたと結婚してもうすぐ二〇年になります。最初の一〇年は、あなたといっしょになって本当によかったと思っていました。あなたはやさしかったし、いつも前向きで、困難なことがあっても乗り越えていった。私は、そんなあなたにどんなに勇気づけられてきたことか。でも一〇年前から、あなたは酔って帰ることが増えて、休みの日は昼間から飲むようになりました。娘の保子の進学問題を相談したくても、あなたは仕事でいないか、酔っていて話もできない状態で、私はとてもこまりました。肝炎で入退院をくりかえすようになった五年前からは、あなたにお酒を控えてもらおうとして、口げんかすることが増えました。そのたびに、私はみじめな気持ちになって、いっそのこと別れてしまいたいと思うこともありました。でもそれは感情的になっていたからで、このままではいけないという気持ちからでした。お酒が、あなたの身体や心を壊していくのを止められない自分がなさけなかったからでもあります。どうか、専門の病院へ行ってください。私も家族教室に行って、自分の問題に取り組みます。そして、もう一度つくりなおしましょう。私たちの家庭を」

山田「……」

保健師「最後にお嬢さんにお話しいただきます」

娘　「私、うまく話せないから手紙を読みます。『お父さんへ。私が小学生のころ、家族みんなでキャンプに行きました。お父さんといっしょにテントをはって、かまどをつくり、魚を焼いて食べました。とっても楽しかった。お母さんと三人であちこち旅行もしました。いろんなことを教えてくれるお父さんが、私は大好きでした。でも、最近のお父さんは、ちゃんと話を聞いてくれないし、すぐ怒るから、こわい。お母さんとのけんかを聞くのも、もういや。私が自分の部屋から出ないのは、勉強があるからではなくて、そんな家がいやだからです。仕事も大変だって知っている。仕事でのおつきあいがあることも知ってる。でも、もうお酒を飲まないで。お父さん、お願い、病院へいって。私の好きなお父さんにもどってください」

保健師「アルコール依存症というのは、飲酒のコントロールがきかなくなる病気です。お酒を飲んでいる方ならだれでもなる可能性があります。治療をすれば、お酒をやめて回復することができます。根本的な治療をしないと、仕事や家族などいろいろなものをこわし、最後には命まで奪います。アルコール依存症の方の平均寿命は五一～二歳で、ほとんどの方が肝臓病で亡くなります。山田さん、とにかく専門病院へ、今日これから行きませんか？」

山　田「部長や家族の気持ちはよくわかりました。ただ、突然なのでどう考えればよいのか。それに会社をこれ以上休むわけにはいかないし……」

上　司「会社のほうなら私から内々に話をしてあるよ。心配しなくていい。それより、今のままでは前回と同じように突然の入院になりかねない。根本的な治療をして元気になって復帰してほしい」

このとき、かばってしまうメンバーが出るかもしれません。

妻　「とりあえず内科ではだめなんでしょうか。今度という今度は本人もわかったようですし」

リーダーははっきり告げてください。「専門病院でなければだめです」と。

また、なかなか納得しないこともあります。

山田「わかりました。もうお酒はやめます。なんでしたら誓約書も書きます」

このように本人がどうしても自分の問題解決に取り組もうとしない場合、関係者はそれだとどうなるのか、自分がどうするのかをきちんと伝える必要があります。

妻　「あなたがどうしても治療を受けないのなら、残念ですけど、今までと同じような生活をつづけることはできません。もう限界です」

娘　「お父さん、おねがい、いっしょに病院にいって」

山田「……わかったよ」

保健師「そうですか」

上司「よかった」

妻　「あなた、わかってくれてありがとう」

娘　「お父さん」

全員がその決断を歓迎し、握手をしたり、肩を抱くなどして、喜びを表現し、本人を励まします。本人はもちろん、周囲にとっても大きな喜びであることを、しっかりと記憶に刻んでもらうのです。そしてその後は、タイミングを逃さず、なるべくその足で専門の治療機関へ家族や関係者も同行して、受診してください。

介入はかならず成功するとはかぎりません。けれどこのようにちゃんと準備をしてチームで行った場合は、成功率は八割をこすといわれています。

もちろん長い回復の過程からすれば、治療を受けるのは出発にすぎません。けれど、介入のプロセスで学んだことは、今後の本人の回復によい影響を与えるだけではなくて、関係者それぞれにとっても、大きな意味があるのです。

山田さんの奥さんは、主体的に生きることをつかみました。

娘は、父親に対して自分の感情を表現することができました。

上司は、部下に対する責任をよい形で果たしました。

仮に、一度で受診というメインゴールに達することができなかったとしても、本人は自分の問題を自覚しはじめます。道の半ばまでは来ているのです。チャンスはまたかならずやってきます。

介入本番とその後のリーダーの役割をまとめておきましょう。

リーダーの役割・初期介入《インタベンション》の場面

①穏やかに自己紹介をし、「この場が、あなたにとって非常に不安な場であるのを理解していま す」と、本人の気持ちにそって話をすすめながら、「この集まりはあなたを裁いたり責めたりするためではなく、あなたを大切に思っている人たちが集まっています」と話す。はじめにだれが困って相談に来たか、このような場面をもつに至ったいきさつを手短に正直に述べる。

②関係者を指名して、具体的事実と気持ち、希望を述べるよううながす。

③本人が反論しはじめたら、「とにかく先に話を聞いてください。後でご意見を伺いますから」とおだやかにさえぎる。本人の反論が止まらなかったら、しばらくだまって待つ。

④出席者全員が話すようにしむける。

⑤欠席者の手紙をだれかに読みあげてもらう。

⑥専門機関で診断を受けるようすすめる。

⑦しぶった場合、本人が不安な点はどこかを聞き、適切な人に回答してもらう。

⑧再度、受診をすすめる。

⑨本人が受け入れた場合は、全員がその決断を祝福するよううながす。

⑩そのまま付き添って、受診にむかう。

⑪依然、拒否している場合は、メンバーそれぞれの決意を正直に述べるよううながし、それ

がおどしではなく、現状からでたぎりぎりの選択であること、だれもそれが現実になるのを望んでいないことを伝え、再度受診をすすめる。
⑫それでも拒否の場合は、残念な気持ちと、もう一度考えるための猶予期間をおくこと、それでも気持ちが変わらない場合は最終結論がでてしまうことを告げ、その場をしめる。
⑬すぐに話をしたほうがよいか、冷却期間をおくほうがよいかを判断し、再びアプローチする。

アフターケア

①介入に成功した場合は、治療中に本人や家族と面会し、心配事などを聞き、引き続き力になることを告げる。
②職場の上司などが面会し、本人の不安を拭い去るようはからう。
③復帰後の職場の調整について、職場にアドバイスをする。
④復帰後も定期的に面会して回復のようすをつかみ、再発への対応をする。
⑤介入に失敗した場合は、関係者をフォローしつつ、問題点を分析して、プランを立てなおす（他の専門家の力も借りる）。
⑥関係者・本人へのアプローチを継続する。

失敗したときにどうするか?

初期介入《インタベンション》が正しく行われた場合、八〇%は成功するといわれていますが、ときには、否認の壁がかたく、専門の治療機関に結びつけるという目的がとげられないこともあります。しかし、目的はとげられなくても、次のような好ましい変化がみられるはずです。

①チームメンバーが問題を正確につかみ、初期介入《インタベンション》の必要性を再認識した。

②家族が回復しはじめ、本人との関係性が変化した。

③少なくとも、本人が自分の飲酒問題を自覚しはじめた。

④関係機関との連携が組めた。

つまり、サブ・ゴールには達しているわけで、以前より事態が悪くなっているということはありません。

これだけの土台ができていれば、チャンスはまたやってきます。しかも、このような場合は、チャンスは思ったより早く訪れることが多いものです。あきらめず、作戦をたてなおして、チームによる介入をつづけましょう。

しかし、チームメンバーはきっと気落ちしています。これだけの好ましい変化がみられること、チャンスはかならず訪れることを話して、励ましましょう。

次に「効果的なインタベンション」と「不成功に終わるインタベンション」をまとめました。これらを参照して、どこに問題があったのかを冷静に分析することも大事です。

そのうえで、基本に立ち返ってプランを立てなおします。準備に関して、とくに注意すべきなのは、次の3点です。

①問題に関する情報を具体的に把握し、提示できるよう準備し直す。

②チーム構成を考え直し、個別のカウンセリングや教育をやり直す。

③プライバシーや立場の保護、専門医療機関に関する情報、職場復帰後の待遇など、本人の不安要素をクリアできるよう準備を整える。

初期介入《インタベンション》が非常に困難な特殊ケースと、家族のとくに子どもの問題については、三章にまとめましたので参考になさってください。

効果的なインタベンション

1．リードする人がインタベンションのトレーニングを受けている
2．事実やデータに基づいて問題がきちんと把握されている
3．インタベンションの必要性や意味が正しく理解されている
4．依存症は回復する病気だという認識に基づいている
5．事前に何度かの適切なアプローチを本人に対して行っている
6．周囲がどのようなイネイブリングをしているか把握されている
7．関係者への適切な教育、ミーティングが事前に行われる
8．本人に対して影響力をもつ人物が参加している
9．周到に準備され、リハーサルも行われている
10．現状でインタベンションに不適切な人は最終的にはずされる
11．まず、何のための集まりなのかを本人に告げてから始める
12．関係者全員がゴールは何かを一致してつかんでいる
13．問題の指摘は事実に即しており、具体的かつ率直である
14．依存症者の言動（否認など）がよく理解されている
15．人間尊重・愛情に基づき、温かい雰囲気で穏やかにすすめられる
16．本人の気持ち、とくに不安や羞恥心をやわらげる配慮をする
17．建設的な選択を全員が支援する気持ちを伝え、希望を与える
18．たとえ否認や弁明であっても本人の話を聞く姿勢がある
19．全員が発言し、立場を明らかにする
20．プライバシーがきちんと守られている
21．本人が問題を克服した場合の具体的な展望を示せる
22．本人が援助を望んだら即座に対応できるよう準備されている
23．うまくいかない場合にどうするか、事前に検討されている

⬇

インタベンションが成功する確率が非常に高い
否認がかなり崩れているため、治療がやりやすい
イネイブラーの教育も入念に行われているので予後がよい
たとえ失敗したとしても、次のアプローチがやりやすい

不成功に終わるインタベンション

1. リードする人がインタベンションの専門知識を身につけていない
2. あいまいで感情的な情報に基づいている
3. インタベンションの必要性や意味がよく理解されていない
4. 依存症は性格や意志の問題だという誤解に基づいている
5. 適切な段階を踏まず、突然、インタベンションを行う
6. 周囲の状況をきちんとつかんでいない
7. 関係者がイネイブラーのまま参加する
8. 本人に対して影響力をもつ人物がぬけている
9. ぶっつけ本番で行われる
10. 感情的なしこりをもつ人や、なんらかの依存症をもつ人が参加する
11. なんのための集まりなのか、本人に告げずに始めてしまう
12. ゴールが明確になっておらず、それぞれバラバラな発言をする
13. 問題の指摘が遠回しであいまいなため、否認が容易
14. 本人の言いわけや合理化に言いくるめられて屈してしまう
15. 感情的、批判的、攻撃的にすすめ、怒りや反感を抱かせる
16. 本人の不安や羞恥心を刺激し、否認を強めてしまう
17. 過激に問題をつきつけ、絶望感や孤立感を抱かせる
18. 本人に話す機会を与えず、権威的に結論を言い渡す
19. 一度も発言しない人がいる
20. プライバシーが守られていない
21. 裏づけのない保証やあいまいな約束をする
22. 本人が援助を希望してから、次の対応（受診先を探すなど）を考える
23. うまくいかなかった場合の腹案がない

⬇

インタベンションが失敗に終わる可能性が高い
絶望感や孤立感から、破壊的な飲酒や服薬、ギャンブル、自殺に追いこむ危険がある
関係者に否定的な感情が強まり、以前より問題が複雑になる
たとえ成功しても、反発や恨みをかい、治療がやりにくい

第三章　とくに困難な例・家族の共依存・援助者のセルフケア

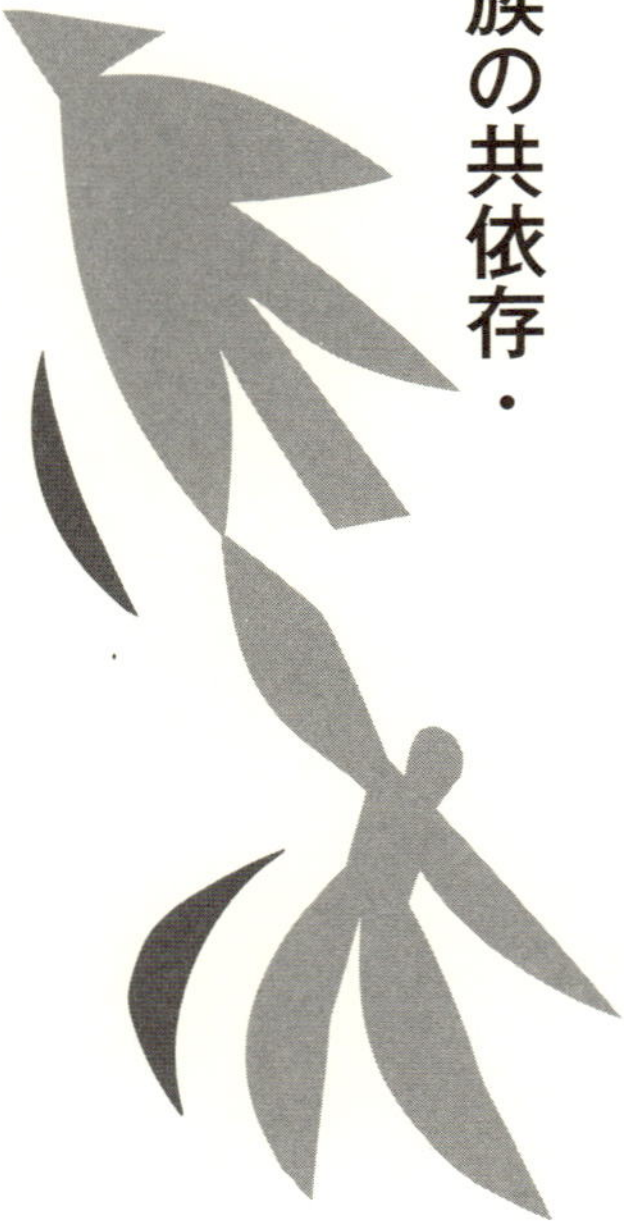

この章では、とくに初期介入《インタベンション》が困難な場合と、家族の共依存に焦点をあてて補足をします。最後に、援助者に向けて、初期介入《インタベンション》とセルフケアについての助言をしたいと思います。

困難な背景と対応の留意点

では最初に、とくに初期介入《インタベンション》のむずかしい例をあげ、どうして困難であるかの背景と、どのようなことに留意して対応したらよいかのポイントをまとめました。依存症が次の例に該当する場合は、援助者は一応の心構えをして対応するようにしてください。

◆有名人、政治家、経営者など

＊困難な背景

高い地位にあったり、多くの人から注目される職業の人は、周囲から尊敬され、またもてはやされ、采配《さいはい》をふるってきました。ですから、自分に人間的な弱さがあることは認めにくく、まして自分を依存症であると見なすことも、見なされることにも強い抵抗があります。

また、周囲からは、何を言っても聞き入れないだろうと思われています。

さらに、治療や援助を受けることになると、それまで築き上げてきた地位や人間関係、ライフスタイルが失われるかもしれないと、本人に加え、家族や周囲も恐れます。

＊対応の留意点

援助者は、本人に対して十分な尊敬をもって接してください。

初期介入《インタベンション》に参加する同僚や部下、関係者に対しては十分な教育を行い、依存症は病気であるから回復する、職務上の不都合は起きることがない、と安心させる必要があります。

本人には、どんなに重要なスケジュールをキャンセルしてでも、初期介入《インタベンション》を受ける価値があるという動機付けを、強力に行う必要があります。

外部に対して、本人のプライバシーを必ず保護することを約束します。

家族（周囲）介入を先に行い、家族の不安をとりのぞき、介入の必要性をしっかりわかってもらいます。

◆医師、弁護士、大学教授、聖職者などの専門職

＊困難な背景

これらの人たちは、専門職としての資格の喪失や、信頼の失墜《しっつい》を恐れ、往々にして問題を隠そうとします。その結果、問題や病気がかなり進行してから、やっと対応しようと腰をあげます。

とくに医療関係者の場合は、アルコール・薬物問題についての知識をもっているので、自分で適切な対応ができると思いこんでいます。そして、このような専門職は概して、人を援助をすることには慣れていても、自分が援助を受け入れることには慣れていないのです。

＊対応の留意点

専門家であっても、他の場合と同様に、いえそれ以上に周到な準備をします。そして、同職者で依存症からの回復者を探し、初期介入《インタベンション》に参加してもらうと効果が上がります。

また、初期介入《インタベンション》は、本人を傷つけるものではないことを十分理解してもらうようにします。

専門職ほど、家族やスタッフによってイネイブリングされている可能性があるので、イネイブラーへの対応も重視してください。

◆女性

＊困難な背景

女性の依存症については、社会の誤解や偏見が強いため、本人の羞恥心や罪悪感が大きく、自分が

依存症であることを認めにくいものです。また、依存症であることが知れたら、みんなが去ってしまうと思いこんでいることが多いのです。

家族もまた問題を隠そうとしますが、それは、依存症を病気ととらえるよりも、道徳的な問題であるという思いこみが強いからです。社会にもこういう観念が根強く残っています。

＊対応の留意点

配偶者や子どもなど、家族から接触をはじめることが重要です。今まで引き起こされた混乱や出来事は、病気のせいであることをちゃんと理解してもらうことが大切です。

家族を援助することによって、依存症が病気であることが理解できると、本人への対応が変化し、本人も自分の問題を病気として受け入れやすくなります。

◆若者

＊困難な背景

いわゆるティーンエイジャーになると、子どもは親から自立の準備をしはじめます。自立し、成熟していくプロセスにいるときは、周囲の意見や忠告を素直に聞き入れにくくなるものです。

若い人は、仲間からのプレッシャーが強い上、仲間の中でこそ主体性を確立している感があり、集団で薬物を使ったり、飲酒をしたりするので、抜けだしにくいのです。そのうちに依存症へと進行していきます。

＊対応の留意点

アルコール・薬物などの依存から抜けだした若者（または友人・先輩など）をチームに入れ、早い段階で介入することが大切です。

◆専門職・管理職の女性

＊困難な背景

女性の依存症者に対する偏見や誤解が強いため、道徳や倫理の問題と見られ、病気と認識されにくく、仕事を配置転換されることもあります。圧倒的に男性管理職の多い現代社会では、管理職に就いている女性は、依存症治療のために職場をあけることがむずかしく、管理職から離れなければならなくなるという恐れを抱いています。

＊対応の留意点

仕事に大きな影響がでる前の、初期段階で介入することが望ましく、本人の職場に対する不安を除去する必要があります。

介入の際には、家族や友人に加えて、女性で同じような専門職や地位についている回復者を加えることで、本人に安心感を与えられます。

◆高齢者

＊困難な背景

依存症にかぎらず高齢者は、現在生活している場所からの移動を好まない傾向があります。不慣れな場所に行くことに対する、大きな不安があるのです。

また、依存が長期にわたる問題であるため、家族中に怒りや恨みが充満していて、家族の協力が得にくかったり、あきらめてしまっていることも多くあります。

そして本人も、問題状況に対する認識力が、高齢のために鈍化していることがあります。

＊対応の留意点

コンフロンテーション・タイプ（問題をつきつけてせまるやり方）の接触は極力避け、年齢相応の理解力を考慮しましょう。高齢者には、やさしさと敬意をもって接することがよりいっそう大切です。初期介入《インタベンション》チームに、本人が一目おく医師や聖職者を加えるとうまくいくことが多いものです。依存症からの回復には多くの時間がかかるので、内科治療を中心にすすめるのも一つの方法です。

「もう年なんだから、最後は本人のしたいようにさせたらいいんじゃないか」という家族もいますが、人生の最後、いわば幕引きの部分に、お酒に翻弄されたまま亡くなるのか、たとえ数か月、数年でも断酒をして有意義に時間を過ごすかは、本人にとっても家族にとっても大きな違いがあることも忘れてはならないと思います。

◆一人親

＊困難な背景

自分が治療を受けている間に、子どもに何が起きるか不安であると同時に、子どもの年齢によっては、自分が親権を失うのではないかという心配があります。治療中に、もう一方の親との接触が深まってしまうのではないかという不安もあります。

時には、介入をもう一方の親の計画と思いこむこともあります。

子どもとの別離を避けたいという願望が強いうえに、治療を受けることに伴う経済の不安があります。

＊対応の留意点

治療施設との密接な協力のうえ、治療中に子どもたちとの面会ができるような環境を整えます。

親権が問題になる場合には、介入のプロセスに弁護士などに参加してもらい、しっかりとした説明をします。経済問題に対応するために、社会資源や援助機関を紹介し、活用することを提案します。

◆交差嗜癖《しへき》（多重嗜癖・クロスアディクション）・重複障害者・多剤乱用者

＊困難な背景

飲酒をやめると、今度は薬物を使用したり、薬物をやめるとギャンブルにのめりこんだりするので、正常なときを見つけるのがむずかしく、介入のタイミングを見つけるのが困難です。また、依存の対象が次から次へと変わるので、対応のむずかしさが伴います。

周囲は、依存症者に対して脅威を感じていることが多くあります。

短期間に抑鬱《よくうつ》・無気力な状態から、活動的・多幸的（ハイ）な状態に揺れ動くので、精神状態をつかみにくく、本人も、症状を軽減するために薬物を使用している、という認識が強くあるからです。

重複障害者は、何らかの依存症にプラスして精神疾患をもっている場合や（たとえばアルコール依存症とパーソナリティ障害、ギャンブル依存症と発達障害を併せ持つ、といった具合に）、いくつかの病気を同時にもっているため、治療先を探すのがむずかしいものです。

＊対応の留意点

初期介入《インタベンション》に熟練した援助者が、より詳細に気を配って準備をする必要があります。

介入を行う場所と参加者の選定を慎重に行います。

治療先の確保も慎重に行うことが大切です。

◆単身者

＊困難な背景

本人の飲酒歴、生活歴等を正確に把握することが困難で、初期介入《インタベンション》チームに加われる親族も少ないか、まったくいないことがあります。

単身にいたるまでの間に多くのものを失っていることが多く、前向きに自分自身の問題に取り組もうとしないので、介入は困難になります。

＊対応の留意点

家族や知りあいがいない場合は、本人の飲酒に起因して引き起こされたさまざまな問題に関して、今までかかわったことがある人たち（時として公的機関の人たちが多い）をチームに加えます。また、同じ単身者の回復者もチームに加えるといいでしょう。

家族と共依存の問題

援助者は、依存症者といっしょに生活している家族の問題についても、視野に入れておくことが必要です。

なぜなら家族は、依存症という病気とともに生活していて、病気の影響を少なからず受けている場合が多いからです。

家族に依存症者がいると、今日はパチンコ（飲酒）をしてくるかこないか、帰ってくるかこないか、依存症者の行動が中心の生活をしています。家族は、依存行動をやめさせようといろいろ試しますが、依存行動は簡単には止められません。すると、家族は自分を責めるようになり、本来、本人がやらなければならないこと（責任）を引き受けて、代わりにやるようになります。

そんな生活を続けているうちに、家族もまた依存症者と同じように、考え方、行動、感情、習慣が変化していきます。

考え方は、悲観的、絶望的になります。または「なんとかなるんじゃない」と過度に楽観的になったり、屈折した物の見方をしたり、現状を正しく理解できなくなったり、否認したりします。

感情は、怒り、空虚感、さびしさや悲しみが中心になっています。人を恨みやすくなり、不安になったり、自己嫌悪に陥ったり、無力感、敵意、罪悪感を抱いて、後悔しながら生きている人も多いです。行動は、投げやりになります。無計画に行動し、不健康になり、うそをついたり、攻撃的になったりもします。

これらのことから、家族もまた多くのものを喪失します。友人から孤立し、金銭をなくし、希望や夢を語らなくなります。やすらぎ、感謝の気持ち、謙虚さ、正直さをなくしてしまうこともあります。依存症者との生活に振り回され、季節感も薄れます。

このように、依存症の影響を受けた家族を、依存症者に対して、頭に「共」をつけて「共依存症者」と呼びます。「共」というのは、「いっしょ、同じ、仲間」という意味です。長いので、「共依存」と縮めて呼ぶことも多いです。

子どものときに親の依存症の問題を受ける人と、結婚して配偶者の依存症の問題を受ける人の、大きく分けて二つの共依存の人たちがいます。子どものときに親の依存症の問題を受けて育った人たちは、アダルトチャイルドと呼ばれます。あるいは親の依存症や問題行動の中で育った子どもたちを「一次共依存」、配偶者の依存症や問題の影響を受けて変わってしまった人を「二次共依存」と呼ぶ場合もあります。

初期介入《インタベンション》との関連で言いますと、共依存という問題を抱えている家族は、イネイブリングをしやすくなります。頭ではわかっていても、誤った行動が習慣化しているからです。

まず、イネイブラーの教育プログラムを行い、家族が理解し、初期介入《インタベンション》の場面に出てこられるまでにすることです。イネイブラーのチェックリストを載せましたが（54頁）、それでチェックし、参加の有無はリーダー（援助者）が判断しましょう。

教育プログラムを行っても、家族会に通っても、自分の行動を変えられない場合に、初期介入《インタベンション》に参加してもらうかどうかは、リーダー（援助者）の判断によります。

初期介入《インタベンション》は、どんなに長くても二～三か月以内に行います。けれど、共依存からの回復には時間がかかります。依存症者が初期介入《インタベンション》の成功で治療につながったとしても、自然に家族が共依存から抜け出られるということはありません。家族は自分の問題として、共依存に取り組む必要があります。

その後、援助者は、ひきつづき家族の共依存の問題について援助をしていくのがよいでしょう。

共依存について基本的なことを知りたい方は、『共依存かもしれない～他人やモノで自分を満たそうとする人たち』（K・M・ポーターフィールド著、水澤都加佐訳、大月書店）も参考になさってください。

＊共依存とは／一方の人間が、病的な状態にあるもう一方の人間によって、コントロール、操作されること。共依存症者は、他者の世話で忙しく、焦点を他者にあてている。判断基準、喜びや悲しみな

どの感情も他者に転化しているので、自己の内面を見つめることが減り、自分を見失っていく。すると自己肯定感がなくなり、ますます他者の評価を気にして行動するようになる。共依存は、それ自体が依存症であるばかりか、すべての依存症のベースとなりうる。

とくに子どもに目配りを

片方の親か、あるいは両方の親が依存症の家庭に育った子どもには、子ども独特の共依存の問題の抱え方があります。初期介入を行う援助者は、子どもの共依存についても押さえておくとよいでしょう。

これらの子どもは、親との愛着関係、情緒的な結びつきを育てられないままに成長していくことが多くなります。そして、親と愛着関係が結べないことを、子どもは自分の問題だと感じています。「自分が悪い」と思いがちなのです。子どもにとって、基本的に親は一〇〇%すばらしい存在ですから、その親に愛されないのは自分に問題がある、と考えてしまうのです。

その子が成長していくと、自分に自信が持てず、自己否定感を抱きやすくなります。混乱した状態で生活するのが普通になっているので、大人になって生活が安定すると、逆に落ちつかないということもあります。長期間、慢性的にトラウマ状態で暮らしてきたので、ＰＴＳＤの症状がでることもあります。

子ども時代のトラウマチックな体験は、長じて、危険な行動をとることにつながるともいわれています。また、親が依存症の場合、子どもも依存症になる確率が高いといわれています。

依存症者がいる家庭は、子どもが健康に成長するための必要な要素が欠けています。その要素とは、まず食べ物、衣類、住居という衣食住、それに愛情（それも無条件に愛される）、安心感、安全性といったものです。

依存症者と暮らしている子どもは、自分がなんとかしなければと思ううちに、いろんな役割を果たすことになります。これらの子どもには、大きくわけて五つのタイプがいます。「優等生・問題児・透明人間・マスコット・お世話やき」です。

優等生タイプは、自分だけは問題を起こさないように気をつけ、一家の体面を保とうとがんばっています。親の責任の肩代わりをしたり、家族だれかの責任の肩代わりをしたりします。

問題児タイプは、問題行動を起こし、家族の注目を自分に引きつけようとします。

透明人間タイプは、感情を表さないで、波風をたてないようにし、ひっそりと暮らします。

マスコットタイプは、周囲を笑わせたり、かわいがられたりして、緊張感をやわらげようと努力します。

世話やきタイプは、家族の面倒を自分がみなくてはと、母親のように行動します。

この子どもたちの行動の多くは、イネイブリングと重なってきます。ですから、初期介入《インタベンション》チームをつくるとき、援助者は、この五つのタイプに気をつけて子どもを観察し、イネイブリングをやめるように援助しなくてはなりません。

ただ、根本的な援助には時間がかかりますから、子どもと面接をするときに、前にお話ししましたように問題と人とをわける援助方法を試し（76頁）、端的な質問をすると効果的でしょう。

「ほんとうは、お父さんになんて言いたいの？」

「それ、あなた、ほんとうにやりたくてやっているの？」

「ほんとうはどうしたいの？」

「もし、お父さんがお酒を飲まなかったら、あなたは今、何している？」


こういう子どもたちには、「お父さんの問題はお父さんの問題で、お父さんがどうであれ、君は君でいいんだ」というメッセージが必要なのです。

参考のために、子どもたちの五つのタイプについて表にまとめました。

援助者がイネイブラーになってしまうわけ

援助職に就く人たちは、教育やトレーニングを受け、多くは資格をとっています。ですから、自分たちが考えていること、やっていることが誤っているとは思いにくいものです。

けれど、ここまでにくり返してきましたように、依存症という病気は非常に複雑で、患者さんへの

５つのタイプの子どもたち

家庭内での役割	自己防衛の壁	内面	イネイブリングになる行動	援助を受けないと…	援助を受けると…
１優等生 親の役割・責任を肩代わりしてがんばる。一家の誇りを背負う（長女や長男に多い）。	目に見える成功 完全主義 団結 過剰に責任を感じる	不全感 罪悪感 孤独 傷つき 恐れ	一家の体面を保とうとがんばる（依存症者への注目をそらす） 親としての責任を肩代わりする 配偶者としての責任を肩代わりする	仕事中毒 責任感過剰 自分の非を認めない 人の過ちを許さない 頑固で完全主義 依存症者と結婚 依存症になる	失敗を受け入れられる できること・できないことの区別ができる 人を援助する職業や管理職・リーダーに適任
２問題児 「目にもの見せてやる！」「こっちを見て！」 自己破壊的な問題行動をし、家族の注目を自分に引きつける。	敵意 反抗 非行 アルコール・薬物の乱用	傷つき 孤独 怒り 拒絶 不全感	自分が反社会的行動を起こし、周囲の注意をひく（依存症者への注目をそらす） 引きこもる 不機嫌な態度をとる	学校や職場で問題行動 依存症になる 予期しない妊娠 家出 犯罪	責任を受け入れられる 勇敢 現実を直視できる カウンセラーや人を援助する職業に向く
３透明人間 「そっとしておいて」 家族との接触を避ける。可もなく不可もなく、家族の誰にも関心を持たれない。	静か 引きこもり 冷淡 無関心 極端に自立している	孤独 傷つき 不全感 拒絶 怒り	家族との接触を避ける 感情を表わさない 波風を立てるのをきらう	意欲に乏しい人生 自分の性を受け入れられない パートナーを次次替えるか、まったく誰ともつきあわない 摂食障害	自立 才能を発揮 創造的 想像力豊か 自己実現
４マスコット 「ほら、私を見て」 おどけた言動で、緊張やストレスをやわらげる。深刻な現実に向き合わず逃避する。	ユーモア じっとしていない かわいくセクシー 繊細 子どもっぽい	恐れ 不安定 混乱 孤独	ストレス状況下でも笑いを振りまき、緊張を緩和しようとする（深刻な現実を茶化してぼやかしてしまう） 保護が必要な存在のようにふるまい、注意をひく（依存症者への注目をそらす） 未熟（責任をとらない）	強迫的に道化役を演じてしまう 注意力散漫 学習障害 「優等生」と結婚 一生未熟のまま過ごす	自分をケアできる ユーモアがある 共にいると楽しい存在 自分に肯定的 大人として成熟
５世話やき 「私がやってあげる」 小さい頃から、親の世話役・グチの聞き役として育つ。	人の面倒をよくみる やさしい 繊細・敏感 困っている人をほうっておけない 自分は二の次	恐れ 不全感 恥 罪悪感 孤独 傷つき 共感	強迫的に周囲に尽くし、自分自身が疲労困憊 相手の責任と感じても、つい手をだしてしまう 自分を大切にすることに罪悪感がある 自分の感情を感じられない 自分が何をしたいかがわからない	人間関係依存 深い疲労 燃えつき症候群 自殺 恨みを持つ 依存症者と結婚 心身症・依存症になることも	ディタッチメントできる セルフ・ケアできる 良い援助者になる

対応の仕方は、他の病気とはかなりちがうのです。したがって、プロの援助者でも、家族と同様にイネイブラーになってしまうことが起こり得るのです。

依存症者の否認、家族のイネイブリング、依存症という病気に対する誤解や偏見がからみあって、援助者はストレスがとても高い状況におかれます。

たとえば、依存症者は必ずしもほんとうのことを言いません。お酒を飲んでも「飲んでいない」、ギャンブルで借金があっても「借金がない」。昨日ギャンブルをやったのに「ここのところしばらくやっていない」、お酒の臭いがプンプンしても「飲んでいない」と言い張る。それがきわめて普通の病気なのです。すでにお話ししたように、これは依存症につきものの否認です。

そして、家族も依存症者にはすごく困っているのですけれども、よくよく困らないかぎり相談に来ません。依存症の家族がいると知られることを恐れているからです。なので、家族もなかなか心を開いてくれませんから、援助者はコミュニケーションをとるのが困難です。

あるいは、援助者がお願いしたことも、その通りやってもらえないことが多いです。家族は依存症という病気の影響を受けているので、考え方と感情と行動とが変化していて、すでに平常心で暮らせなくなっていることを理解しなくてはなりません。

そして援助者は、かつて依存症者に振りまわされていやな思いをしたり、依存症の家族である共依存症者にも振りまわされて、いやな思いをした経験が少なからずあります。「もうこりごりだ」と思っている援助者も多いでしょう。

また、援助者自身、家庭に依存症者がいたという経験をもっていることもあるでしょう。いずれにせよ、「いやだなあ」という気持ちで仕事をしていると、目の前に現れた依存症者および家族を援助することが困難になります。

このような理由で、プロだといわれる援助者たちも、結果としてイネイブラーになってしまうということがあり得るのです。具体的にどのようなことをするかというと、依存症者とか家族に対して自分の経験を重ね、過度に同一視をして、問題を抱えこんでしまうことがあります。

あるいは、依存症という病気に対しては、「底つきを待つしかない」、「何もできない」と、消極的になったり、つきはなしたりします。また、自分が主導権をとれず、患者さんや家族に振りまわされてしまうこともあります。

依存症という病気について誤解をし、固定観念にとらわれたままでいるということも、援助者のイネイブリングと言っていいでしょう。依存症者、依存症という病気に対する感情がものすごくネガティブなままでいるということです。また、医師のような専門家が、収入源確保のため、必要以上に薬を多く、長く出して、患者をひきとめたとしたら、これもイネイブリングです。

では、どうしたら援助者は、イネイブリングを避けられるのでしょう。

まず、依存症という病気を幅広く学ぶこと、自助グループに参加して、さまざまな依存症からの回復者と実際に会い、依存症は回復するのだという確信をもつことが必要です。

また、地域の社会資源、治療施設について詳しく調べ、自分なりのネットワークをつくっておくことです。治療施設や相談施設、民間施設など、いろいろな情報を得て、いろいろな人とのチームワークをとっていこうとすることです。

端的に言って、依存症者とその家族（共依存者）は、大変困難な援助対象なのです。ですから、依存症という病気の知識を深め、援助の方法について専門的なトレーニングを受けること、さらに大切なのは、この病気に対する自分自身の感情を「分離」することです。

次に、専門職のイネイブリングと、イネイブリングをしないためのチェックリストを載せましたので、ご活用ください。

専門職のイネイブリングとは

①依存症という病気と治療・回復について、知識が不足していたり固定観念にとらわれたままでいる。

・病気というより「意志」の問題と思っている。
・手の震えや幻覚がなければ、まだ依存症ではないと思っている。
・節度ある飲酒に戻ってくれることを期待したり、それが可能だと信じている。
・ストレスの原因を取り除くことこそ必要だと思っている。
・とことん底をつかなければだめだと思っている。
・状況が好転したり、生活環境が変われば、自然によくなると思っている。

・酒さえやめれば、すべて解決だと思っている。

②依存症や依存症者に対する感情が否定的である。

・かつて何度か依存症者にかかわり、ふりまわされた苦い体験をもっていて、依存症者から遠ざかりたいと思っている。

・失望と怒りから、「どうせ治らない」と確信している。

・依存症者に対して、ふしだら、なまけもの、意志薄弱、わがままなどの偏見を持っている。

・疲れきってしまい、依存症者や家族への関心や愛情が失せ、どうでもよくなる。

・自分自身や家族（たとえ亡くなっていても）に飲酒問題があり、内心、恐れや不安・不快感を感じている。

③患者・家族に対し、自分自身の体験を重ねて、過度の「同一視」をしてしまう。

・境界線が引けず、自分が何とかしようとかかえこんでしまう。

④専門職としての無力感・自信のなさから、患者・家族に関わることにためらいや恐れがあり、踏みこめない。

・医者が診断したわけでもないのに、依存症ときめつけてよいのかと不安になる。

・巻きこまれずに援助する自信がないため、消極的になる。

・自分には、回復に役立つことは何もできないと思いながらかかわっている。

⑤治療の主導権を患者に取られ、ふりまわされてしまう。

・本人や家族から、飲酒歴や問題行動についての正確な情報を得られない。
・依存症者のごまかしや否認に丸めこまれてしまう。
・依存症者の言動に感情的に反応してしまう。
⑥治療についてまちがった固定観念をもち、それを変えようとしない。
・依存症を、患者との一対一の関係で治療できるという信念をもっている。
・自助グループに内心否定的な考えをもっている。
・家族療法だけで治せると思っている。
・個別の違いを認めず、パターン化する。
・自分が提案したり、ながらく信じてきた方法以外は受け入れられない。
・患者や家族を一人でかかえこみ、自分以外の専門職に意見や協力を求めない。
・気分を変える薬を安易に処方する。
⑦患者の自主性を尊重できない。
・自助グループの選択を、患者にまかせられない。
・回復のプロセスを気長に待てない。
⑧「収入源」確保のため、患者をできるだけ長く引きとめる。

援助専門職がイネイブリングを避けるためのチェックリスト

□依存症が、プライマリー（一次性の病）で、進行性で、慢性の、そして回復が可能な病気であることを学びましたか？

□自助グループに参加して回復している依存症者に会い、知識ではなく自分の目と耳で「回復する病気」であることをつかみましたか？

□患者や家族をかかえこまず、関係職に助言を求めたり、連携して援助しようとしていますか？

□依存症からの回復には、いくつかのステージがあることを理解していますか？

□地域の治療資源について調べ、連携をとっていますか？

□治療や援助、相談が効果的に働かず、むしろイネイブリングの兆候が見えてきたら、あなたは関係を打ち切り、適切な専門職を紹介できますか？

□依存症の専門職との関係を強化し、その人たちに適切な助言を求めていますか？

□仕事を客観的に評価してくれるスーパーバイザーがいますか？

□自分自身がさまざまな場で援助や治療を受けたときの体験を役立てていますか？

□自分や家族に飲酒問題がある場合は、勇気をもって治療・援助を受けることができますか？　そのうえで自分の体験を患者や家族と分かち合えますか？

□依存症や依存症者に対して否定的な感情を持っている場合は、自分の感情を分離（ディタッチメント）できますか？

□患者や家族の言動の中から、病気によるものとそうでないものを見わける力をもっていますか？

□患者や家族に対して、気分を変える薬物の使用を安易にすすめてはいませんか？

□自分の力量の限界と可能性について客観的に知る努力をしていますか？

□依存症者を援助するさまざまな方法・技術を積極的に学ぼうとしていますか？

日々のセルフケアの大切さ

援助者は、責任を一人でかかえこんでしまうことがよくあります。

ある公的機関で実際にあったことですが、保健師さんが依存症者の家庭訪問をしたら、自殺をしていました。担当の保健師は責任を感じて落ちこみ、チームを組んでいた人たちも沈んだ気分になり、職場全体が抑うつ状態になってしまいました。そこに私が呼ばれて相談を受けたのです。

「残念なことではありますが、依存症者の自殺は、皆さんの責任ではありません。依存症と自殺とうつは密接につながっています。自殺を防げなかったことを残念に思う気持ちは、援助職として当然とは思いますが、それイコール皆さんの責任だということにはならないのです」と伝えました。

こんな例もありました。あるソーシャルワーカーが関わった依存症者の家族で、お母さんがガンで亡くなり、お父さんである依存症者が一人残ってしまったので、娘さんは悲観して自殺してしまいました。そのソーシャルワーカーは、「自分も死にたい」と、なげいていました。

そこで、私が相談にのったのですが、つまり、援助職を援助するシステムがないのです。

患者が自殺する、あるいは事件やトラブルを起こすという問題に巻きこまれることは、援助者には多くあります。たとえば依存症者である子どもが親に暴力をふるったり、妻が夫を殺したりすることもあれば、反対に親が暴れる子どもを殺害することもあります。

援助者が、仕事への責任感から「燃えつき」を起こしたり、「うつ」になったりするのもめずらしいことではありません。それを防ぐために、依存症という病気に対する正しい理解と、初期介入《インタベンション》の技術を身につけることが必要です。そして三つ目として、援助者自身がセルフケアをすることです。

この三つの柱をぜひ、本書で身につけてください。セルフケアについては、私が援助職に就いている人たちのために書いた、『仕事で燃えつきないために～対人援助職のメンタルヘルスケア』『悲しみにおしつぶされないために～対人援助職のグリーフケア入門』もあわせて活用してください。自殺については、『自殺、なぜ？ どうして？～自殺予防、自殺企図者と自死遺族のケアのために』（エリック・マーカス著、水澤都加佐訳）も参考になさってください。

最後に援助職に就いている方に、日々とりくんでいただきたいセルフケアについてお話しします。援助者は、心身をなるべくよい状態にしておかなければ、人の援助はできません。ですから、援助者にとっては、セルフケアは必須なのです。

セルフケアとは、なにもむずかしいことではありません。自分にとって必要なことを、自分のために、日々、自分で行うことです。完璧なセルフケアの方法があるわけではありませんが、日々セルフケアをすることで、自分をいい状態にし、よいバランスを保つことができるようになります。

具体的には、自分によいと思うこと、自分が好きなことで、手軽にできることを日常的にすればいいのです。たとえば、お風呂にゆっくりつかる、好きな音楽を聴く、公園を散歩して木々をながめたり、風に吹かれたりする、お風呂をでてからストレッチをする、呼吸法で血流をよくする、友人と楽しくおしゃべりする、家族とすごす、庭の土いじりをする、ペットとふれあうなど……。

今日は疲れているなと思ったら、残業はしないで帰る、たまには夕食をつくらないで外食する、早めに寝る、緊張や混乱を感じたときには「リラックス、リラックス」と自分に言い深呼吸をする、などでもよいのです。その時々、自分の心身によいこと、やりたいことをやればいいのです。

でも、実際にはなかなかそれができないのではないでしょうか。援助者は、自分のことは後回しにしがちですから、ちょっとした時間もとりにくいのです。ぜひ、意識的にとりくんでみてください。

セルフケアは、心身の疲れをとるだけではなく、自分のニーズを満たします。自分のニーズを満たすと、心に余裕ができ、ゆったりとした気分になれます。自分のことを見直す時間ができ、自分がもっと好きになります。そうして、ありのままの自分を受けいれることができます。

自分を大切にする気持ちよさを、援助者であるあなたこそ存分に味わってほしいと思います。

悲しさ、怒り、自己否定感、見捨てられ不安、無力感、さびしさ、空虚感、怒りなどといったネガティブな感情を抑圧していると、いつか抑圧した否定的な感情が深い心の痛みとなります。その痛みを、外部から取り入れたものを使って癒そうとくりかえしているうちに、取り入れたものの依存症になることがあります。アルコールや薬物、買い物やギャンブルといった行動プロセス、あるいは異性へののめりこみなどは即効性があるため、とかく心の痛み止めとして利用されがちです。しかし、その結果依存症となれば、痛みは何倍も何十倍も大きなものとなってしまいます。

援助者には、特にセルフケアは欠くことのできない予防薬、ワクチンなのです。

セルフケア・チェックリスト

次の項目に１～10点で点数をつけてください。８～10点は理想的です。
７点以下のものは、自分のためにもう少しやってあげてください。

1　遊ぶこと（　　　　　）
2　笑うこと（　　　　　）
3　リラックスすること（　　　　　）
4　柔軟性をもつこと（　　　　　）
5　わからないことがあったら質問すること（　　　　　）
6　よく食べ、よく寝ること（　　　　　）
7　自分で意志決定すること（　　　　　）
8　自分のニーズに注目すること（　　　　　）
9　自分を守ること（　　　　　）
10　自分の感情をキャッチし、適切に表現すること（　　　　　）
11　自分の考えや意見を主張すること（　　　　　）
12　自分がかけがえのない存在だと信じること（　　　　　）
13　必要なときには助けを求めること（　　　　　）
14　自分のための時間をとること（　　　　　）
15　なんでもほどほどにすること（　　　　　）
16　イエス・ノーをはっきりいうこと（　　　　　）
17　適度に体を動かすこと（　　　　　）
18　心地よいふれあいや会話を楽しむこと（　　　　　）
19　新しいものと出会って自分が変わること（　　　　　）
20　自分の限界を知ること（　　　　　）

おわりに

私が初めて依存症者に出会ったのは、およそ四〇~四五年前、結核療養所のソーシャルワーカーとして仕事を始めて数年たったころでした。日々、療養所で生活する患者・家族の方々のカウンセリングを行っていましたが、特に耐性菌に感染し、当時使用されていたあらゆる抗生物質が効果を発揮せず、年々体力を消耗し、ある時すさまじいまでの量の喀血をして亡くなってゆく患者さんとの辛い日々の会話は、今もって心に焼きついています。

結核にかかる患者の数は減り、死亡率も低くなったのですが、半面、患者さんが入院中に引き起こすさまざまなトラブルは後を絶ちません。就寝時間になってからの隠れ酒や、外出から帰院した際の酩酊、酔った患者同士のけんかなどが頻繁に起こります。当時は、慢性アルコール中毒と呼んでいて(略してアル中とも)、その言葉の響きは独特のものに感ぜられました。そして、そうした問題が起こると、対応をしなければならないのが私の仕事の一部でもありました。しかし、いったいどのようにアプローチをしたらいいのか、お説教をしたところで何度も同じような問題をくり返し、最終的には強制退院になる患者に対して、自分の無力さは次第に罪悪感にすらなっていきました。

このままでは、患者さんの飲酒問題に対応できないと感じたため、思いきって所属長に休職を申し出て、アメリカの依存症治療施設に学びに出かけることとなりました。

約一年後帰国、同じ県立病院でアルコール・薬物専門治療施設である、せりがや病院へ転勤させてもらい、以後一五年間、仕事をすることになったのでした。

当時の依存症者のための治療状況は、入院するとまず解毒、多くは一～二週間で離脱症状がとれますが、まれに一か月以上もとれない患者さんもいました。解毒と同時に内科的な治療をし、内科疾患が落ちつくと同時に、依存症に関する教育プログラムが開始され、集団療法にも参加、作業療法や家族のための教育プログラムも並行して行われていました。そして、断酒会やＡＡ（Alcoholics Anonymous）への参加が義務づけられ、病院の内外を問わず、決まった曜日、時間にそうした自助グループに参加することとなっていました。そのころ、回復者が運営する施設がいくつか開所され、退院と同時にそうした施設に入る患者さんも出始めたころでした。

日本で先駆的に依存症の治療を専門的に始めた病院では、当時よく「三本柱」などと言って、抗酒剤の服用と通院、自助グループへの参加が回復のためのキイだ、とされていました。入院期間はおよそ三か月。それが次第に全国に波及していったのです。せりがや病院も時期を同じくして専門病院と呼ばれるようになっていました。

それから三五年。現在も基本的にはあまり変わってはいませんが、中には「～療法」とか「～面接技法」といったものを取り入れたり、教育プログラムを積極的に拡充している治療施設が増えました。

しかし、患者、家族が抱えている基本的な課題、たとえば自己否定感、見捨てられ不安、罪悪感、無力感、さびしさ、深い悲しみ、空虚感、怒りといった、いわば依存症につきものの問題の解決なしには、再発の防止やクロス・アディクションの防止はむずかしいのです。問題が解決しないまま、自助グループにつなげていることもあるように感ぜられます。

入院患者の大半は、どの病院においても再入院、再々入院が多いうえ、いわゆる回復率（退院後三年とか五年経過した調査時点での断酒率）は、せいぜい三〇％前後でしかありません。上述の回復のための、そして再発防止のための最も大切な治療部分を、専門家は自ら担おうとせず、自助グループに丸投げしているように思います。

いったいなぜ飲み、なぜギャンブルにのめり込み、なぜ回復が困難なのか、なぜ再入院が半数近くもいるのか、専門家と言われる人たちは何をすべきなのか。そうした議論はあるものの、基本的な治療プログラムへの反映はまだこれから先、の感があります。遺伝だ、脳の病だ、という医学的な事実を、回復や再発防止、クロス・アディクションの防止につながるものにしないのでは、臨床的には無意味なことです。

治療施設によっては、職場の健康管理システムとの連携を強化し、仕事も失わず、家族関係も良好で、身体的にもさほど深刻な状態には至っていない患者がかなり多く入院してくるところもあるようですが、日本の依存症治療全体はその域にはとうてい至っていません。なぜ、入院してくる患者は再入院が多く、初めての入院患者であっても、いわば依存症の後期、というより末期になっての入院が多いのか、回復率はなぜそうも低いのか、こうした疑問をもったのは、じつは依存症治療の場に身を置いた三五年前の疑問であり、現在も引き続き同じ疑問を抱えたままでいます。

およそ二〇年前に、ＥＡＰシステムを日本に初めて紹介し、「インタベンション」のセミナーを同じように日本で初めて私が所属するアスク・ヒューマン・ケアで行った経緯は、そうした背景があったからです。

アメリカでは、仕事も家族も財産も失わないまま治療施設に来ている患者に数多く出会いました。「なぜ、この状態で入院してこられたのですか？」とたずねると、患者は、「職場のＥＡＰからの働きかけでね」と答えたり、「インタベンションをされてね」という答えが多かったのです。その頃の驚きを今もって忘れることはありません。四〇年近くも前の出来事なのです。フォード元大統領夫人のベティ・フォードさんも、著書『A Glad Awakening』（『依存症から回復した大統領夫人』水澤都加佐訳、大和書房）の中で、自らがインタベンションを受けたときの状況を詳しく述べておられます。

今回、『依存症者を治療につなげる～対人援助職のための初期介入入門』を出版することになったのは、日本にすっかり定着してしまっている「本人の底つき体験を待つ」という習慣（文化？）や、治療姿勢を変えないかぎり、依存症の初期にいる人を治療に結びつけることは、とうてい困難だと常々思っていたからでした。医療、看護、保健、福祉、介護、教育、司法などの分野で働く多くの専門職が受ける教育は、困った人が目の前に自ら現れたらどう援助したらいいのか、というものが中心です。

依存症者のように、困っていても困り感を表現せず、困れば困ったで、その心の痛みを薬物やアルコール、ギャンブルや買い物、恋愛などといった、その人の外部に存在するものを取り入れることで「痛み止め」にしている人たち、要するにそれが依存症となった人たちの基本的な行動のパターンなのですが、その人たちは自ら援助を求めてやってはきません。ただ手をこまねいて待っていたら、病気を進行させ、治療を困難にさせ、回復を遠ざけるだけであることを、私たちは肝に銘ずる必要があります。

この書は、『仕事でもえつきないために』『悲しみにおしつぶされないために』(いずれも大月書店発行)と並んで、援助専門職や依存症者の家族、関係者を対象にしたものです。日々、依存症者の否認に対応することに苦労している方々に、少しでもお役に立つ部分が含まれていたとしたら、著者としてとてもうれしく思います。また、内容は、基本的に私が長く行ってきた「インタベンションセミナー」(アスク・ヒューマン・ケア主催)の内容に沿っています。セミナーでは、本書の基となった資料や事例の多くを学ぶことができ、インタベンションのDVDも作成いたしました。読者の皆さまには、本書と合わせてごらんになることをお勧めします。アスクの講座と連絡先については「解説」を参考になさってください。

またこの書は、まだ治療につながっていない依存症者をいかに治療につなげるか、いわゆる初期介入がテーマでしたが、依存症者は、治療につながっても、さまざまな否認を駆使して家族・治療者・援助者を困らせるものです。たとえば、早く退院させてほしい、たまには飲酒したいので、今後は節酒する、酒をやめたらパチンコくらいいいだろう、自助グループになんか行かないでもやめられる、ギャンブルさえやめれば、自分は何も人から言われることはない、などという否認は典型的なものです。次にはこうした否認にいかに対応したらいいのかの、「治療的介入」についてもまとめたいと思っています。

最後に、大月書店編集部の桑垣里絵さんには、多くのご助言をいただきこの書を書き終えることができましたことを感謝申し上げます。

何よりも、飲酒をやめたい、薬はもうやめたい、ギャンブルはなんとかやめて生きたい、という志半ばで亡くなった多くの依存症者、その中には私の実兄も含まれていますが、そうした皆さまの壮絶な体験から学ばせていただいた多くのことを、心から大切にしたいと思っています。

二〇一五年　一月

水澤都加佐

解説

今成知美（特定非営利活動法人ＡＳＫ代表）

アルコール依存症　一〇九万人
ギャンブル依存症　五三六万人
インターネット依存症　四二一万人

厚生労働省の研究班が二〇一四年に発表した推計です。

問題なのは、そのほとんどが専門的な治療に結びついていないことです。二〇一一年の厚生労働省の患者調査を見ると、アルコール依存症の患者数は、四万三千人にすぎません。

なぜ、治療に結びつかないのか？

厚生労働省「依存症者に対する医療及びその回復支援に関する検討会」が、二〇一三年の報告書でこう述べています。

「医療機関を受診しない患者が多いという背景には、患者本人や家族が依存症であるという認識を持ち難いことや、どこに相談すればいいか分からない場合があること、行政機関等に相談した依存症者本人やその家族を医療機関へ繋げることができていないこと、依存症に対応できる医療機関の数が不足していること、依存症の回復が困難なため治療が中断しやすいこと、さらには医療を提供する側が対応に消極的であること等、様々な要因が存在すると考えられる。」

二〇一〇年五月にＷＨＯが「アルコールの有害な使用を低減するための世界戦略」を採択したのも、

二〇一三年十二月に、日本で議員立法による「アルコール健康障害対策基本法」が成立したのも、アルコール依存症をはじめとする飲酒問題の予防と早期発見・介入を進める体制をつくるためです。その背景には、この問題が本人の心身の健康問題であるだけでなく、家族に深刻な影響を与え、飲酒運転、DV、虐待、自殺などの社会問題とも密接なつながりを持っているという危機感があります。

いま求められているのは、「どうやって、依存症者を専門治療につなげるか」なのです。介入の集大成である本書は、間違いなく、その具体的な回答になるでしょう。

痛みを感じることで、人は助けを求めます。けれども困ったことに、アルコールも薬物もギャンブルも、脳に作用して現実の痛みをマヒさせる効果をもたらします。著者が述べているように、「痛み止め」を使っている状態です。そのため、本人は助けを求めません。

そのそばにいるのは、困り果てた家族や友人、職場などの関係者です。これらの人々はたいてい、依存症という病気を理解しないまま、バラバラな働きかけをしています。それは効果を上げないばかりか、依存症の進行を助けてしまうことすらあります。周囲の人々の力を有効に生かし、チームで治療に「招待」する。それが、本書が示す初期介入です。

著者は、初期介入を実行するために必要な、治療への意欲を引き出す面接技法、私を主語にした話し方、チームづくりとリードの方法を実際的に語り、困難な事例への注意点、専門職のイネイブリング、もえつきを防ぐセルフケアについても触れています。援助者がこれだけの知識を持っていれば、鬼に金棒です。

本書では扱っていませんが、アルコール分野では、短時間で行なうブリーフ・インタベンションという簡易介入法もWHOによって開発されています。一般医療や警察などが、スクリーニング・テストを使って問題を指摘し、行動修正を促したり専門治療への紹介を行なうもので、SBIRT（＝Screening, Brief Intervention, Referral to Treatment／エスバート：スクリーニング＋簡易介入＋専門治療機関への紹介）とも呼ばれ、とくに依存症の手前の人に効果を上げると言われています。

けれども、家族が中心になって依存症者を治療につなげる場合は、本書で紹介しているチームでの介入が本筋でしょう。この介入法では、準備段階で関係者への教育と調整という環境整備が行なわれますので、治療導入後のサポートもスムースです。介入＝簡易介入としてしまわないためにも、本来の初期介入を知っておいていただきたいと思います。

家族がコミュニケーションの方法を変えて治療を進めるやり方は、最近注目されているCRAFT（＝Community reinforcement approach and family training／クラフト：コミュニティ強化法と家族トレーニング）とも共通するものです。相談につながった家族をCRAFTで援助しつつ、この本を参考にして、周囲の調整を行なうこともできるでしょう。

著者の水澤都加佐氏は、ソーシャルワーカーとして依存症の専門治療や家族のカウンセリングに携わる傍ら、長年にわたりアメリカで定期的に研修を受けてきました。現在も年間一〇〇回以上の講演やセミナーをこなし、多くの訳書や著書を記しているこの分野の第一人者です。その精力的な活動の原点にあるのは、「底つきを待つのではなく、底上げこそが必要だ」との熱い思いであることに、読者のみなさんは気づかれたと思います。

私もまさに同じ思いを持って、市民団体であるＡＳＫ（アルコール薬物問題全国市民協会）の発足に参画、一九八四年に事務所を開設し、代表となりました。草創期のある日、ともに事務局を担っていた田中幸子さん（元・神奈川県立せりがや病院婦長）が、私に耳打ちしました。「せりがや病院に水澤さんというすごいソーシャルワーカーがいるので会いに行って。絶対、力になってくれるから」。

会ったその日に同志になったのは言うまでもありません。こうして、著者とＡＳＫとのコラボが始まりました。まず手掛けたのが、アメリカ研修ツアー。そして、早期発見・介入のためのＥＡＰ（従業員援助プログラム）と介入についてのセミナーです。介入セミナーは、改定を重ねながら二十年以上も続いているロングランで、本書はそのエッセンスをまとめたものです。

著者は一九九四年以降、アスク・ヒューマン・ケア研修相談センター所長として、セミナーのテーマを、ＡＣ、境界、グリーフワーク、もえつきなどに広げていきました。また、セミナーに来られない人のために、出版部との連携でＤＶＤを製作し、通信教育を開発しました。ＡＳＫアルコール通信講座「基礎クラス」、ケース・スタディで学ぶ「介入技法トレーニングクラス」、共依存をテーマにした「通信セミナー　私を生きるスキル」などです。詳しくは、アスク・ヒューマン・ケアのホームページ（www.a-h-c.jp）をご覧ください。

著者　水澤都加佐（みずさわ　つかさ）

1943年生まれ。ソーシャル・ワーカー、カウンセラー。㈱アスク・ヒューマン・ケア取締役・研修相談センター所長。特定非営利活動法人ＡＳＫ（アルコール薬物問題全国市民協会）副代表。治療・援助者のスーパーバイザー、企業や官庁のメンタルヘルスアドバイザーとしても活躍。'05年、横浜にＨＲＩ（Healing&Recovery Institute）を開設。主な著書に『自分を好きになる言葉』（講談社）、『職場のアルコール対策ハンドブック』（アスク・ヒューマン・ケア）、『仕事で燃えつきないために』『悲しみにおしつぶされないために』（大月書店）、主な訳書に『うつをやめれば楽になる』（ＰＨＰ研究所）、『恋愛依存の心理分析』（大和書房）、『共依存かもしれない』『自殺、なぜ？　どうして！』『子どもの悲しみによりそう～喪失体験の適切なサポート法』（大月書店）など多数。

装幀・デザイン　藤本孝明＋如月舎
DTP　編集工房一生社

依存症者を治療につなげる
対人援助職のための初期介入入門

2015年2月20日　第1刷発行

定価はカバーに
表示してあります

著　者　水澤都加佐
発行者　中川　進

〒113-0033　東京都文京区本郷2-11-9
発行所　株式会社　大　月　書　店
印刷　太平印刷
製本　中永製本
電話（代表）03-3813-4651　FAX 03-3813-4656　振替00130-7-16387
http://www.otsukishoten.co.jp/

ISBN978-4-272-42017-9　C0011　Printed in Japan

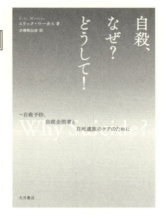

（好評既刊）

『子どもの悲しみによりそう
喪失体験の適切なサポート法』

［著］ J・ジェームス、
　　　R・フリードマン、
　　　R・ランドン

〔訳〕水澤都加佐、黒岩久美子

☆喪失体験をもつ子どもの
援助に確実に役立つ

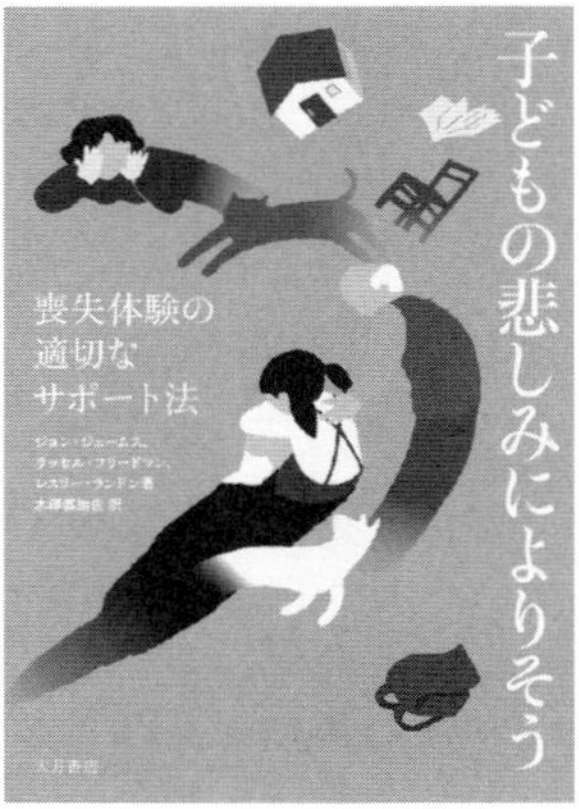

「日本の皆さま、とくに福島をはじめとする被災地の子どもたちへ
　私たちが培ってきた悲しみへの対処法を、ここに心をこめてお届けします」（著者一同）

＊アメリカとカナダで子どもたちを悲しみから回復させるプログラムを作成、実践し、高い評価を得ている３人の著者がまとめた、子どもへの適切な援助法。

＊子どもの喪失体験（親しい人の死、ペットの死、親の離婚、引越）を、大人はどのように援助したらよいか。新しく開発された効果的なプログラムに沿って、実例を示して解説する。子どもの人生に希望をとりもどすために必読の書。

◆本体 2400 円、272 頁、46 判並製カバー装、ISBN 978-4-272-42016-2